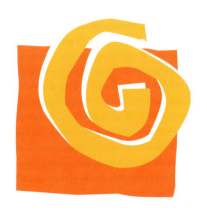

PROF. DR. FRANZ DECKER
BRIGITTE BÄCKER

# KINESIOLOGIE MIT KINDERN

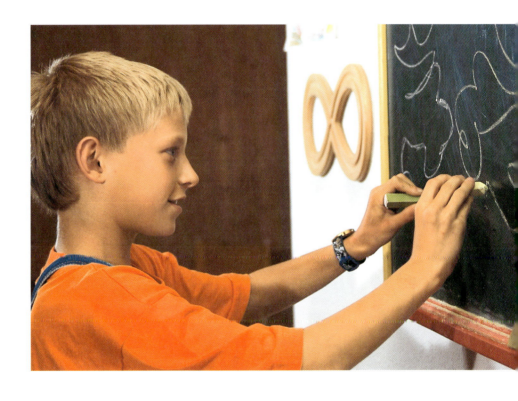

Urania-Ravensburger

**Prof. Dr. Franz Decker** ist Dozent an einer Pädagogischen Hochschule. Da er bei seinen Studenten oft Schwierigkeiten in den verschiedenen Lernbereichen feststellte, begann er, sich für Techniken zu interessieren, die helfen können und bildete sich so u.a. auch in der Kinesiologie fort. Er ist Herausgeber und Autor mehrerer Bücher zu diesem Thema.

**Brigitte Bäcker** führt ein Institut für Kinesiologie. Sie bietet sowohl Einzelsitzungen als auch Gruppenkurse an. Ihre Klienten sind Kinder, Jugendliche und Erwachsene. Jahrelange Erfahrungen in ihrer Praxis haben gezeigt, wie erfolgreich kinesiologische Methoden bei Kindern eingesetzt werden können.

Die Deutsche Bibliothek – CIP Einheitsaufnahme

Decker, Franz:
Kinesiologie mit Kindern / Franz Decker/ Brigitte Bäcker.–
2. Aufl. – Berlin : Urania-Ravensburger, 1998
ISBN 3-332-00830-7
NE: Brigitte Bäcker

Die Schreibweise entspricht den Regeln
der neuen Rechtschreibung.

© Urania-Ravensburger Verlag, Berlin 1997/98
Alle Rechte vorbehalten
Umschlagfotos: Ernst Fesseler (vorne)
und Wolfgang Beck (hinten)
Fotos: Wolfgang Beck;
außer Trostel / Reisser (Seite 25, 41, 42, 45, 49 und 53)
Umschlaggestaltung: Ekkehard Drechsel BDG
Layout und Icons: Annette Sieblitz
Satz: Quark Xpress 3.31
Gesamtherstellung Appl, Wemding
Printed in Germany

00   99   98   3

ISBN 3-332-00830-7

# INHALT

Vorwort  7

1. Kapitel  **WAS BEDEUTET KINESIOLOGIE?**  9
   Was ist Kinesiologie?  10
   Der kinesiologische Muskeltest  11
   Wie stellt man Energieblockaden fest?  13

2. Kapitel  **GEGEN MÜDIGKEIT UND KRAFTLOSIGKEIT**  17
   Es kommt auf die Lebensenergie an  18
   Die Thymusdrüse steuert unsere Energie  22
   Überkreuzbewegungen zur Energie-Balance  23

3. Kapitel  **OHNE STRESS GEHT ALLES BESSER**  25
   Stress bedroht auch unsere Kinder  26
   Geistige Blockade  29
   Emotionalen Stress testen  31

4. Kapitel  **MEIN VERSPANNTER, BLOCKIERTER KÖRPER**  33
   Muskeln und Bewegung  34
   Übungen für das Cranio-Sacral-System  38

5. Kapitel  **ERNÄHRUNG, DIE MIR GUT TUT**  41
   Unsere Nahrungsmittel im Test  42
   Ist mein Kind hyperaktiv?  43
   Allergie und Kinesiologie  48

6. Kapitel     **DIE GEFÜHLE IN BALANCE BRINGEN**    53
- Der Black-out   56
- Ein Ziel setzen   57
- Blockaden der Vergangenheit bestimmen unser Verhalten   59

7. Kapitel     **GEISTIG FIT UND VOLLER POWER**    63
- Ein Problem unserer Zeit   64
- Körperfitness   65
- Energetisieren   71

8. Kapitel     **ERFOLGREICHER UND WIRKSAMER LERNEN**    73
- Kinesiologische Lern- und Behalthilfen   74
- Gebote für erfolgreiches Lernen und Behalten   74
- Bewegung ist das Tor zum Lernen   77

Literaturverzeichnis   94
Adressen, die weiterhelfen   95
Register   96

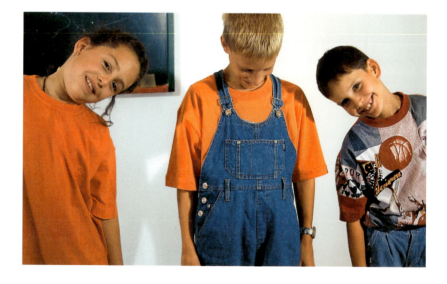

# VORWORT

Liebe Leserin, lieber Leser,

wollen Sie für Ihr Kind das Beste? Dann haben Sie sicherlich schon einiges unternommen. Kennen Sie auch die Kinesiologie? Es ist ein Entwicklungs- und Hilfssystem für Körper, Geist und Emotionen. Mit zum Teil einfachen Techniken, mit Bewegungsübungen, mit dem Drücken und Rubbeln von Körperstellen, lassen sich der Energiefluss aktivieren, Blockaden und Verspannungen an Körper und insbesondere im Kopf auflösen, Stress abbauen und die natürlichen Selbstaktivierungskräfte steigern.

Sie sehen, mit Kinesiologie können Sie einiges für Ihr Kind – aber auch für sich selbst tun. Müdigkeit und Antriebslosigkeit, Hyperaktivität und Lernschwierigkeiten, emotionale Belastungen und schlechte Laune, Stress und Überreizung müssen nicht sein. Kinesiologie kann hier regulierend eingreifen und Störungen vermeiden bzw. abbauen helfen.

Das vorliegende Buch liefert Ihnen einen Überblick über die Kinesiologie und gibt Ihnen mit den zahlreichen Übungen ein Trainingssystem an die Hand. Die Selbstbehandlung hat jedoch ihre Grenzen. Sinnvoll ist es, sich auch an professionell ausgebildete Kinesiologen zu wenden.

Wichtig bleibt jedoch: Nur regelmäßiges Üben bringt Erfolg. Kinesiologie ist ein körperliches und geistiges Trainingssystem. Machen Sie schon beim ersten Lesen des Buches die hier wiedergegebenen Übungen mit.

Das Buch beruht auf intensiven, langjährigen Ausbildungen und Erfahrungen, u. a. in der eigenen kinesiologischen Praxis.

Wir wünschen Ihnen nun beim Durcharbeiten des Buches und bei der Anwendung der zahlreichen Übungen viel Spaß und Erfolg.

Ravensburg, Oktober 1996
Prof. Dr. Franz Decker, Brigitte Bäcker

> Kinesiologie »kann zu einem gesteigerten physischen, mentalen, emotionalen und spirituellen Wohlbefinden führen«.
> Kinesiology Federation, Großbritannien

KAPITEL 1

# WAS BEDEUTET KINESIOLOGIE?

Kinesiologie ist eine Methode, um körperliche und psychische Blockaden festzustellen und zu lösen.

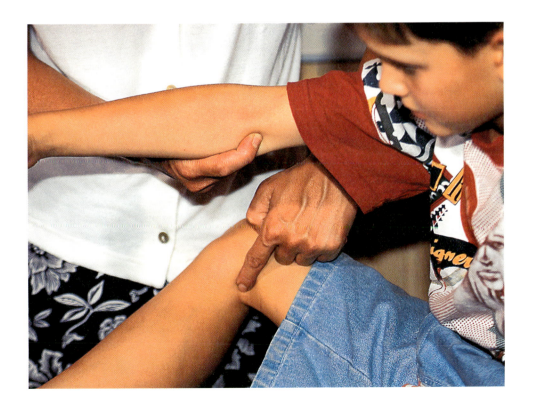

KAPITEL 1

## MEIN KÖRPER LÜGT NIE

Sie haben es sicher erlebt: Ihr Kind ist unkonzentriert, wenig belastbar, hat vielleicht Kopf- oder Bauchweh, hängt herum, zeigt keine Initiative, ans Lernen ist nicht zu denken. Sonst hat unser Kind doch Power, aber im Augenblick fehlt der Schwung. Solche und ähnliche Befindlichkeitsstörungen können viele Ursachen haben, die abgeklärt werden müssen. Häufig können hier allerdings auch Kinesiologische Übungen helfen.

> »Jeder Mann, jede Frau und jedes Kind hat die Möglichkeit physischer Vollkommenheit; es liegt an jedem selbst, sie durch persönliches Verständnis und Anstrengung zu erreichen.«
> F. M. Alexander

## WAS IST KINESIOLOGIE?

Kinesiologie ist die Lehre von der Bewegung, dem Bewegungsfluss. Mit einfachen Körperübungen, mit Klopfen, Reiben und Halten von Akupunkturpunkten können Sie bei sich selbst und auch bei Ihrem Kind ein gestörtes körperliches, energetisches, emotionales und geistiges Gleichgewicht wieder in die Balance bringen, sodass wieder alles fließt.

Die Kinesiologie ist eine ganzheitliche Heil- und Behandlungsmethode. Sie verbindet uralte Erfahrungen, vor allem aus der traditionellen chinesischen Medizin, mit neuen Erkenntnissen. Es ist eine Art Energie-Lehre, mit der man feststellen kann, was uns stärkt bzw. schwächt. Das geschieht mit dem Muskeltest. Kinesiologie ist aber nicht nur Diagnose, sondern hilft uns auch, Störungen und Blockaden zu beseitigen oder gar zu vermeiden.

Kinesiologie ist eine Art »Bioenergetik«, die sich mit den Energiekreisläufen, den energetischen Fließsystemen in Körper, Geist und Psyche, beschäftigt und Energie ist ja bekanntlich seit altersher ein wichtiges Lebenselixier.

### Educational-Kinesiologie

Die Kinesiologie entwickelt sich ständig weiter und spezialisiert sich. Ein Spezialbereich, der hier von Bedeutung ist, nennt sich Educational-Kinesiologie (Edu-Kinesiologie). Das Wort ist abgeleitet vom lateinischen educere (= heranholen) und vom griechischen kinesis (= Bewegung des menschlichen Körpers).

Die Edu-Kinesiologie als Spezialgebiet will Kindern und Erwachsenen helfen, die nicht genützten geistigen und emotionalen Potentiale, Lern-, Energie-

# WAS BEDEUTET KINESIOLOGIE?

und Konzentrationsfähigkeit, durch Bewegungsübungen »herauszuholen«, zu mobilisieren. Durch E-K-Übungen können wir unsere beiden Gehirnhälften, aber auch unsere Augen, Ohren und Körperhälften energetisch miteinander verbinden, z. B. auf eine Lernaufgabe fokussieren, konzentrieren. Alle Kräfte und Energien werden also für das Lernen mobilisiert.

## Mobilisierung des ganzen Gehirns

Unser Gehirn funktioniert arbeitsteilig. Jede Hälfte ist für bestimmte Aufgaben zuständig. Lernen, Behalten und Denken sind nur dann erfolgreich, wenn beide Gehirnhälften zusammenarbeiten. Das geschieht durch das »Corpus callosum«, einem Bündel von Nervenfasern, welches als Schaltstelle für den Informationsaustausch zwischen beiden Hirnhälften dient.

Dr. Dennison, einer der Begründer der Edu-Kinesiologie, fand heraus, dass viele Kinder mit Lese-Rechtschreib-Schwäche (Legasthenie) Schwierigkeiten in der Links-Rechts-Koordination haben. Er entwickelte die Methode der Lateralitätsbahnung, bei der durch Überkreuzbewegungen die körperliche und auch geistige Koordination verbessert wurde und damit auch die Legasthenie sich besserte. Die Edu-Kinesiologie kann in vielfältiger Weise das Lernen, Denken, Behalten, Wahrnehmen fördern.

> »Geisteskraft ist Bewegung, nicht Ruhe«
> Alexander Pope

## DER KINESIOLOGISCHE MUSKELTEST

Um herauszufinden, wo der Energiefluss gestört ist, wo es Blockaden im Körper, im Gehirn gibt, müssen wir diagnostizieren. Das geschieht mit dem kinesiologischen Muskeltest, der Stärken und Schwächen feststellen kann.

Alles was wir erleben, sehen, hören oder tun, hat einen Einfluss auf uns. Es schwächt oder stärkt uns. Um diese Einflüsse herauszufinden, benutzen wir den Muskeltest. Er ist das Instrument, das uns sagt, ob etwas unsere Energie blockiert. Stress schwächt die Muskeln. Sie kennen sicher das Gefühl der »weichen Knie«, wenn Sie erschrecken oder Angst haben. Hier ist es offensichtlich, wie Stress die Muskelspannung verändert. Aber in unserem Tagesablauf sind wir ständig Situationen und Einflüssen ausgesetzt, die uns schwächen. Wir nennen diese Einflüsse Stressoren. Meist sind uns diese Stressoren nicht bewusst, und doch beeinträchtigen sie den Energiefluss in unserem Körper.

Doch was für den einen ein Stressor ist, beeinflusst den anderen in keinster Weise. So kann für den einen ein bestimmtes Nahrungsmittel stärkend

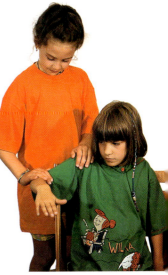

# KAPITEL 1

sein, während es einen anderen schwächt oder sogar eine Allergie auslöst. Genauso ist es mit Erlebnissen, Personen, Farben, Düften usw. Einem Kind kann Mathematik Spaß machen, während schon der Gedanke daran bei einem anderen Bauchschmerzen verursacht. Stress ist also individuell.

## Was sagt uns der Muskeltest?

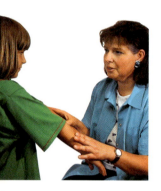

Ein angeschalteter Muskel, der dem Testdruck standhält, bedeutet Energieausgewogenheit in Bezug auf das getestete Thema. Ein abgeschalteter Muskel, der dem Druck nicht standhält, also schwach wird, bedeutet eine Energieblockade. Haben Sie z. B. beim Testen einen starken Deltamuskel festgestellt und dieser wird beim Gedanken an ein Diktat schwach, heißt das, Diktat bedeutet Stress für diesen Schüler. Schon der Gedanke daran blockiert seine Energie. So kann man über den Muskel herausfinden, was die Blockade verursacht. Ebenso können wir testen, welche Maßnahme oder Übung geeignet ist, die Blockade zu lösen. Und schließlich kann man, das ist sehr wichtig, nachvollziehen, dass die Blockade aufgelöst ist. Der Gedanke wird nach der Übung oder Energiebalance den Muskel nicht mehr schwächen.

## Die Technik des Muskeltestens

Natürlich ist es schwierig exaktes Muskeltesten theoretisch zu vermitteln. Nur durch praktisches Üben kann man ein Gefühl für die unterschiedlichsten Muskelreaktionen entwickeln. Am besten wäre es, einen Kinesiologiekurs zu besuchen, um Sicherheit zu erlangen. Wir wollen aber versuchen, Ihnen einen Eindruck zu vermitteln. Grundsätzlich können wir jeden Muskel für den Test benutzen, da der Stress auf die gesamte Muskulatur wirkt. Wir benutzen für den Test den mittleren Deltamuskel, der den Arm seitlich anhebt.

Sie stehen vor der Person, die Sie testen wollen. Bei Kindern führen wir den Test im Sitzen durch, während das Kind vor uns steht. So vermeiden wir, dass sich das Kind durch den Größenunterschied unterlegen fühlt. Die Testperson hält beide Arme ca. 35° angehoben und nach vorne gestreckt.

Legen Sie Ihre flachen Hände oberhalb der Handgelenke auf die Arme der Testperson. Sagen Sie »halten«, und üben Sie dann ca. 2 Sekunden lang einen gleichmäßigen, steigenden Druck nach unten aus. Innerhalb von 5 cm sollten Sie das Gefühl haben, die Muskeln »sperren«, rasten ein.

Es gibt Richtungen innerhalb der Kinesiologie, die den Test des seitlichen Deltamuskels bei ausgestrecktem Arm lehren. Wir bevorzugen allerdings den

# WAS BEDEUTET KINESIOLOGIE?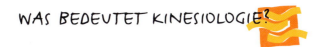

Test mit beiden Armen, da er bei längeren Sitzungen weniger anstrengend ist. Ausserdem erhält man beim beidseitigen Test die Antwort von rechter und linker Hirn- und Körperhälfte. Dies ist beim einseitigen Test nicht der Fall.

## Probieren Sie die Muskelreaktion einer Testperson aus

Spüren Sie zunächst, wie es sich anfühlt, wenn der Muskel hält und wenn er nachgibt. Sagen Sie »halten«, bevor Sie einen leichten Druck ausüben, und nehmen Sie das Gefühl wahr. Dann sagen Sie »loslassen«. Ihr Testpartner lässt die Arme bewusst sinken. Wiederholen Sie dies einige Male.

Fordern Sie Ihren Testpartner auf, während des Tests auf ein Bild, ein Foto oder auf verschiedene Farben zu schauen. Beobachten Sie, ob der Muskel stark bleibt oder nachgibt. Lassen Sie die Testperson an ein schönes Erlebnis denken, z. B. an die letzten Ferien, dann an eine ärgerliche, stressbeladene Situation wie Prüfung oder Zahnarztbesuch. Achten Sie auf den Unterschied!

> *Schon die alten Chinesen wussten, dass die Lebenskraft, Vitalität und Gesundheit des Menschen vom ungestörten Fluss der Lebensenergie (= Chi) in unserem Körper abhängen.*

### Wie stellt man Energieblockaden fest?

- Es werden eine Reihe von Muskeln getestet, um Energieblockaden in den einzelnen Meridianen festzustellen. Dies wird in der Methode Touch for Health praktiziert, die für Laien entwickelt wurde. Die »Applied Kinesiology«, die nur Ärzte, Physiotherapeuten und Heilpraktiker ausbildet, verwendet neben den meridianzugeordneten Muskeln einen Indikatormuskel, um durch genauere und spezifischere Muskeltests Rückschlüsse auf Lymph- und Durchblutungsprobleme, auf organische und biochemische Zusammenhänge zu ziehen. Mit Hilfe von Testsubstanzen können so toxische Belastungen, Pilzinfektionen oder Allergien festgestellt werden. Auf einer ähnlichen Grundlage basiert die Health-Kinesiologie.
- Der Deltamuskel wird als Indikatormuskel verwendet, um die Muskelreaktion auf emotionale Einflüsse (z. B. ein Gedanke) oder um Antworten auf verbale Fragen zu erhalten (stark = ja, schwach = nein). Bei dieser Art von Muskeltesten wird nur ein leichter Testdruck angewandt, da keine Muskelfunktion oder Kraft, sondern nur Energie getestet wird. Das ist die Methode, die für Laien am einfachsten anzuwenden ist und die wir auf den folgenden Seiten vorstellen.

## KAPITEL 1

Lassen Sie die Testperson ihren Vornamen nennen, dann einen falschen Namen. Das macht vor allem Kindern viel Spaß und lockert verkrampfte Muskeln. Sie werden bald ein Gefühl dafür bekommen, ob der Muskel hält oder nachgibt.

Erklären Sie Ihrem Testpartner, dass ein starker Muskel ein »Ja« und ein schwacher Muskel ein »Nein« bedeutet. Probieren Sie es aus. Achten Sie aber genau darauf, dass hier nicht manipuliert wird. Das können schon kleine Kinder sehr gut und versuchen es auch immer wieder.

Jetzt taucht natürlich die Frage auf, wie stark der Druck sein soll. Diese Frage wird in den einzelnen Richtungen der Kinesiologie unterschiedlich beantwortet. Am besten ist es, individuell herauszufinden, wie bei der einzelnen Person der Muskel reagiert. Bei einem sechsjährigen Kind wird man weniger Kraft aufwenden als bei einem »starken« Mann. Wichtig ist, dass der Druck nicht ruckartig, sondern wirklich langsam erfolgt, damit Tester und auch die getestete Person die Muskelreaktion fühlen können.

> *Stellen Sie keine Fragen über Krankheiten. Bei Beschwerden, welcher Art auch immer, überlassen Sie den Test einem geschulten Therapeuten. Zu viele Faktoren können einen Muskel beeinflussen, sodass Sie leicht »falsche Diagnosen« stellen oder Wichtiges übersehen würden.*

### Bevor Sie anfangen – Testvorbereitung

Manchmal kommt es vor, dass ein Muskel immer stark oder immer schwach testet. Das ist ein Zeichen dafür, dass der Muskel blockiert ist. Dieser Zustand wird als »Switching« (abgeschaltet) bezeichnet. Es kommt dabei zu einer neurologischen Desorganisation und der Körper gibt falsche Antworten. Deshalb ist es sehr wichtig, vor dem Test sicherzustellen, dass Sie die richtigen Antworten erhalten. Machen Sie vor dem Testen einfach die folgenden Einschaltübungen, um sicherzugehen, dass Ihr Testpartner auch testbar ist.

#### Rubbelübung gegen Switching

Den Massagepunkten dieser einfachen Energieübung werden wir noch öfter begegnen. Sie bringt die Körperenergie in den drei Dimensionen (rechts-links, oben-unten, vorne-hinten) ins Gleichgewicht.

**Rechts-Links-Koordination:** Beide Testpartner (auch der Tester kann geswitched sein) reiben zusammen den Nabel und die Akupunkturpunkte »Niere 27«. Dann werden die Hände gewechselt. Die Punkte liegen ca. 2 cm rechts und links des Brustbeins und unterhalb der inneren Enden des Schlüsselbeins. Diese Akupressur harmonisiert den Energiefluss im Nieren-Meridian.

**Oben-Unten-Koordination:** Mit einer Hand wird der Bauchnabel gehalten oder massiert, während mit den Fingern der anderen Hand die Stellen oberhalb und unterhalb der Lippen massiert werden. Dadurch werden die

# WAS BEDEUTET KINESIOLOGIE?

Endpunkte der beiden Hauptmeridiane (Zentral- und Gouverneursgefäß) stimuliert. Wiederholen Sie die Massage mit gewechselten Händen.

**Vorne-Hinten-Koordination:** Eine Hand hält den Bauchnabel, die andere massiert das Steißbein. Hier ist der Anfangspunkt des Gouverneursgefäßes. Wiederholen Sie die Massage mit gewechselten Händen.

Oft ist der Test ungenau, weil der Wasser- und Elektrolythaushalt nicht im Gleichgewicht sind. Besonders in Stresssituationen verbraucht der Körper mehr Wasser. Sie können dies überprüfen, indem Sie die Testperson leicht an den Haaren zupfen und dabei den Deltamuskel testen. Wenn der Muskel nachgibt, genügt es schon, einige Schlucke Wasser zu trinken. Testen Sie dann noch einmal, der Muskel wird jetzt stark sein.

Jeder kann muskeltesten. Wie bei allen praktischen Dingen ist es natürlich schwierig, das Muskeltesten nur nach theoretischer Anleitung zu lernen. Wie bei jeder Kunst bedarf es auch hier der Übung, um Fingerspitzengefühl und Sicherheit zu erlangen.

Wir sehen also, die Kinesiologie ist eine Möglichkeit, in direktem Gespräch mit dem Körper, d. h. über den Muskeltest, festzustellen, wo Blockaden im Körper, in den Energiebahnen und im Geistigauditionalen sind. Diese lassen sich mit kinesiologischen Übungen in der Regel auflösen, sodass wieder neue Kräfte kommen und die Energie-Balance wieder stimmt.

① **Rechts-Links-Koordination**
② **Oben — unten**
③ **vorne — hinten**

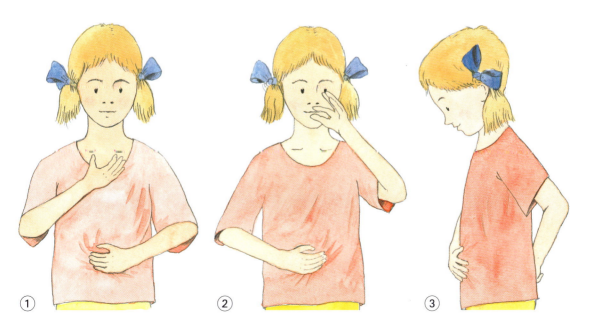

① ② ③

### Was ist sonst noch zu beachten?

- Vergewissern Sie sich, dass es an den Armen keine Beschwerden oder gar Verletzungen gibt.
- Achten Sie darauf, dass die Person, die Sie testen, nicht den Atem anhält. Das kommt oft vor und führt zu einem blockierten Muskel.
- Kaugummikauen verfälscht den Muskeltest.
- Halten Sie Ihren Kopf frei. Ihre eigenen Vermutungen und Erwartungen könnten den Test beeinflussen.
- Vermeiden Sie laute Musik und Geräusche während des Testens.
- Erklären Sie Ihrem Testpartner, dass es nicht ums Kräftemessen, sondern um das Testen von Energie geht. Vor allem starke Männer möchten am Anfang beweisen, dass es keine Kunst ist, den Arm zu halten.
- Fragen Sie mit dem Muskeltest Ihren Testpartner, ob Sie testen dürfen. Wenn ein innerer Widerstand vorhanden ist, wird sich das beim Testen zeigen. Der Muskel wird bei dieser Frage nachgeben. Falls das der Fall sein sollte, versuchen Sie, das Testhindernis herauszufinden. Manchmal stört nur ein Parfüm, eine auffällige Brosche oder ein grelles Licht. Erhalten Sie die Erlaubnis nicht, überlassen Sie das Testen anderen.

»Der Körper lügt nie« ist der Titel eines Buches der Pioniere der Kinesiologie, John Diamond. Er hat nachgewiesen, dass man an der Funktion von Muskeln erkennen kann, »welchen Einfluss gewöhnliche, alltägliche Dinge, wie Nahrung, Kleidung, die Gedanken, die uns durch den Kopf schießen, und sogar die Musik, die wir hören, und die Bilder, die wir anschauen, auf uns haben«. Alle diese Einflüsse und die Erfahrungen, die wir im Leben machen, sind im Zentralnervensystem und im »Muskelzellgedächtnis« gespeichert.

Wichtig ist also: Wir fragen unseren Körper, wie es um unsere Energie bestellt ist, was uns stärkt oder schwächt bzw. blockiert. Wir hören in unseren Körper hinein, gehen achtsam mit ihm um, aktivieren und unterstützen ihn. Der Körper lügt nie, er weiß und behält alles, auch wenn es uns nicht bewusst ist.

KAPITEL 2

# GEGEN MÜDIGKEIT
# UND KRAFTLOSIGKEIT

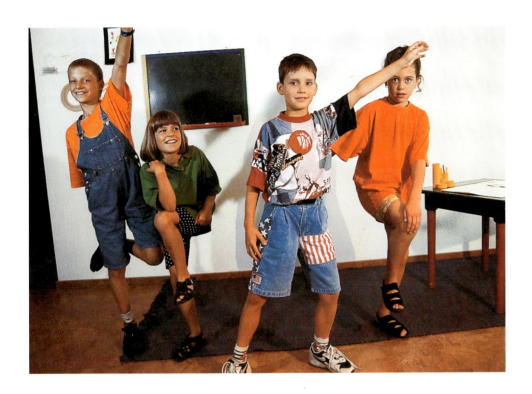

Durch richtige Bewegung kommt
blockierte Energie wieder
in Fluss und gibt uns Schwung
und Lebensfreude zurück.

KAPITEL 2

## DIE RICHTIGE BEWEGUNG

Sie kennen das: Ihr Kind kommt mit gebeugten Schultern, missmutig und mit verdrossenem Gesicht aus der Schule. Vielleicht ist es Ihnen selbst auch so gegangen; die Energie reicht nicht mehr für einen aufrechten Gang und ein powervolles Auftreten. Sie kennen Ihr Kind aber auch anders: voller Energie und Lebenskraft. So z. B. wenn es ausgeruht, mit einem Federn in seinem Schritt, Aufgewecktheit in seinem Gesicht und freudestrahlend auf Sie zukommt, voller Lebensenergie. Die Lebensenergie ist ein zentrales Thema der Kinesiologie.

### ES KOMMT AUF DIE LEBENSENERGIE AN

Unsere Lebensenergie ist die Quelle körperlichen, geistigen und emotionalen Wohlbefindens, unsere Lebensfreude und Leistungsfähigkeit. Die Lebensenergie hatte im Verlauf der Geschichte unterschiedliche Namen.

Hippokrates nannte sie »Heilkraft der Natur«, bei den alten Chinesen hieß sie »Chi«, bei den Hindus »Prana«. Alle meinten dasselbe: nicht eine mechanische Kraft, sondern eher Vitalität, Freude, Unternehmungsgeist, Engagement, die Lust, etwas anzupacken, Wachheit und Leistungsfähigkeit, so wie bei einem jungen Pferd oder anderen Tieren, aber auch bei vielen Kindern. Ohne diese Energie arbeitet unser Körper nicht richtig, haben wir keine Gefühle – außer dumpfen –, können keine geistigen Aufgaben erfüllen, nicht erfolgreich lernen und bleiben auf Dauer nicht gesund.

### OFT IST DER ENERGIEFLUSS GESTÖRT

Chronische Müdigkeit, Stimmungsschwankungen, ein freudloser Gesichtsausdruck, das Nicht-gut-Draufsein scheinen eine Zivilisationserscheinung zu sein. Auch Kinder sind oft müde, unkonzentriert, lustlos, träge und fühlen sich in ihrer Haut nicht wohl. Ihr Energiefluss ist gestört und blockiert.

Die Ursachen dafür können vielfältig sein. Oft sind es die eingeschränkte Bewegung, die falsche Ernährung (z. B. Süßigkeiten), der Stress, die den Ener-

# GEGEN MÜDIGKEIT UND KRAFTLOSIGKEIT

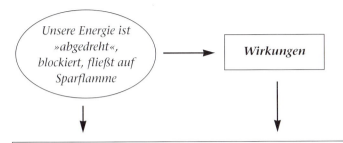

- Körperlich: z. B. angespannte Nackenmuskeln, schiefe Schultern, Schmerzen (z. B. Kopfschmerzen)
- Ich reagiere langsamer, schlechter und fühle mich unwohler
- Die Konzentration ist beeinträchtigt
- Ich bin nicht besonders belastbar, mir fehlt die nötige Power
- Ich bin im Gehirn ganz »einseitig«, weil meine Gehirnhälften nicht zusammenarbeiten
- Zum Lernen fehlen mir Kraft, Sammlung und Lust

giefluss beeinträchtigen. Es entstehen Ablagerungen im Gewebe, das Lymphsystem kann nicht mehr richtig arbeiten und letztlich sind unsere Energiekanäle (Meridiane) verstopft.

Wenn die Energie nur noch spärlich durch unseren Körper fließt, kann das unterschiedliche Wirkungen haben.

Etwa 20 % der fünfjährigen Kinder in Deutschland haben schon einmal über Kopfschmerzen geklagt (Bundesgesundheitsamt). Kopfschmerzen sind z. B. oft Anzeichen einer Regulationsstörung, die verschiedene Ursachen im körperlichen, seelischen und geistigen Bereich haben und dann auch zu Müdigkeit und Abgespanntheit, zu Antriebslosigkeit führen.

Energieblockaden stehen im Zusammenhang mit Über- und Unterenergie. Eine zu hohe Ansammlung von Energie in einem Organ, einer Muskelpartie oder einem Meridian kann ebenso zu Störungen führen wie ein zu geringes Energiepotential. Erst das Energiegleichgewicht, die ausgeglichene, gleichmäßige Versorgung unseres gesamten Körpers, sorgt für Vitalität, Lernengagement und Gesundheit. Dies lässt sich vergleichen mit einem Bach, der ruhig und kraftvoll dahinfließt (wie Energie im Meridian). Wird der Bach gestaut (wie bei Energieblockaden), kann das Wasser nicht mehr gleichmäßig fließen, Teile werden über-, andere unterversorgt. Der Energiekreislauf (in unserem Körper) ist unterbrochen.

# KAPITEL 2

## WIE KOMME ICH ZU MEHR ENERGIE?

Was können wir für die Steigerung und Balance unserer Lebensenergie tun? Lebensenergie zu steigern, bedeutet nicht, uns kurzfristig »aufzuputschen«, z. B. durch Süßigkeiten, Schokolade oder Kaffee, sondern sie lässt sich durch die Balance bzw. Ausgeglichenheit des folgenden Vierecks fördern, aktivieren.

Um energievoll zu sein, müssen wir uns um alle vier Bereiche kümmern. Bewegung steht für Gehen in frischer Luft, für sportliche Aktivitäten. Geist steht für Klarheit der Gedanken, für positives Denken und für die entsprechende Einstellung zum Leben, aber auch für das Beschäftigen mit geistigen Dingen, mit dem Lernen. Auch emotionale Balance ist wichtig: Freude, schöne Gefühle und Glücklichsein sollten in einem ausgewogenen Verhältnis zu Angst, Ärger, Sorgen, Ungeduld u. a. stehen. Auch die vollwertige Ernährung ist wichtig: Ernährung steht für alles, was wir unserem Körper an Lebens- und Genussmitteln, an Medikamenten, Vitaminpräparaten zuführen.

Schnell gerät unser Leben bzw. unser Körper in eine Energie- und Gleichgewichtsstörung, wenn wir eine Seite des Balance-Vierecks vernachlässigen, z. B. weil wir sie nicht für wichtig erachten.

*Die körpereigene Energie können wir durch kinesiologische Übungen aktivieren bzw. dadurch eine Balance und ein harmonisches Fließen von Energie erreichen.*

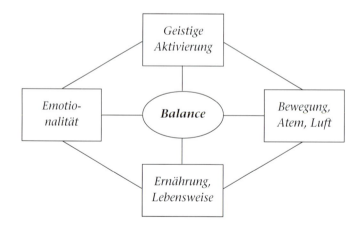

## Körperaktivierung

In der östlichen Welt, vor allem im alten China, entwickelte man Atem- und Bewegungsübungen für mehr Lebensenergie, die auch gegen Müdigkeit und Vitalitätsmangel wirken. Die folgenden Übungen helfen, den Körper und damit den Energiefluss zu aktivieren.

# GEGEN MÜDIGKEIT UND KRAFTLOSIGKEIT

## Eine kleine Erfrischung

Eine kleine Pause, z. B. bei den Hausaufgaben, in Verbindung mit einer kleinen Erfrischung kann Ihrem Kind und natürlich auch Ihnen wieder neue Energien bringen und die Müdigkeit vertreiben.

Geben Sie Ihrem Kind ein Glas Wasser oder aber auch frisches Obst und Gemüse. Wasser spielt in der Kinesiologie, aber auch für unseren Körper eine große Rolle. Es leitet elektrische Energie. Die chemischen und elektrischen Aktivitäten des Gehirns und des Zentralnervensystems hängen von einer guten Leitung der Körperelektrizität ab. Deshalb ist es wichtig, dass Ihr Kind ausreichend Wasser trinkt, das nicht zu kalt und möglichst natürlich sein sollte (keine Limonade). Obst und Gemüse enthalten neben Wasser auch noch Vitamine und Mineralstoffe. Das erfrischt, macht munter und leistungsfähig.

## Balancepunkte drücken

Durch das Stimulieren der Balanceknöpfe werden Körper und Geist ins Gleichgewicht gebracht. Oft entsteht so ein Ungleichgewicht, weil ein Kind entweder zu lange ausschließlich körperlich oder zu lange sitzend geistig, z. B. bei den Hausaufgaben, tätig war. Körper und Geist sind nicht mehr im Gleichgewicht.

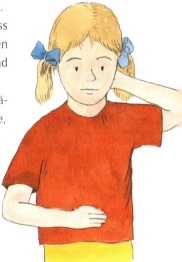

Diese Übung aktiviert das Gleichgewichtsorgan und kann helfen, dass sich Ihr Kind besser konzentrieren kann und aufnahmebereiter wird. Denken und Handeln werden müheloser. Ihr Kind fühlt sich wohl, ist ausgeglichen und besitzt ein höheres Energieniveau.

**Durchführung der Übung:** Direkt über der Einbuchtung, wo der Schädel auf dem Nacken ruht, ca. 4 bis 5 cm beiderseits der hinteren Mittellinie, etwa 3 Fingerbreit vom Ohr entfernt, liegen die Balancepunkte.

Legen Sie 2 oder 3 Fingerspitzen hinter ein Ohr (bzw. bitten Sie Ihr Kind, das zu tun). Halten Sie den linken Punkt mit der linken Hand.

Legen Sie die andere Hand auf den Bauchnabel und halten Sie (bzw. Ihr Kind) diese Punkte ca. 30 Sekunden bis eine Minute, während Sie tief ein- und ausatmen.

Wiederholen Sie jetzt die Übung auf der anderen Seite.

## »Steuermann Thymus«

Es ist eine Entdeckung der Kinesiologie, dass die Thymusdrüse den Energiestrom überwacht und reguliert. Der Thymus steuert den Energiestrom im Körper so wie in einem Elektrizitätswerk. Tritt in einem Kanal (Meridian) ein zu

# KAPITEL 2

> ### Die Thymusdrüse steuert unsere Energie
> Die Thymusdrüse, die hinter dem Brustbein liegt, ist ein Organ des Immunsystems. Sie produziert Abwehr-Energien (T-Lymphozyten), die den Körper gegen eindringende Viren schützen. Stress, negative Gedanken und Einstellungen, aber auch Angst, Streit u. a. beeinflussen gerade bei Kindern die Arbeit der Thymusdrüse und ihr Energieniveau.

hohes Energieniveau auf, so leitet der »Steuermann Thymus« die Energie zu Kanälen um, in denen zu wenig Energie fließt.

Wenn die Thymusdrüse aufgrund der genannten Einflüsse nicht richtig arbeitet, z. B. weil man zu einem Kind sagt: »Du bist dumm, ganz dumm«, schwächen diese Worte die Sprache, die Gedanken des Kindes den Thymus. Der Energiefluss stockt. Der geschwächte Energiefluss muss dann durch Kraft kompensiert werden. Aufgrund dieses Mehraufwands an Kraft tritt bei Ihrem Kind eine allgemein schnellere Ermüdung ein.

*Müdigkeit und Vitalitätsmangel müssen nicht sein. Aktivieren Sie Ihre Lebensenergie und vermeiden Sie Blockaden. Jeder Tag kann Sie ein Stück weiterbringen, mit Ihrer Energie besser umzugehen.*

### Thymusdrüse aktivieren

Kinesiologisch lässt sich der geschwächte Thymus aktivieren, wieder in Gang bringen.

**So geht die Übung:** Ihr Kind sitzt am Tisch und macht Hausaufgaben. Aber es läuft nichts. Bitten Sie Ihr Kind, aufrecht zu sitzen oder sich hinzustellen und machen Sie ihm die Übung zunächst vor und dann mit ihm gemeinsam.

Diagramm: *Energieniveau Thymus* mit Einflussfaktoren: Stress, Gedanken/Einstellungen, Gefühle/Emotionen, Soziale Beziehungen, Physische Umgebung/Umwelt, Nahrung.

# GEGEN MÜDIGKEIT UND KRAFTLOSIGKEIT

Die rechte oder linke Hand locker zu einer Faust schließen und dann die Thymusdrüse klopfen. Sie liegt in der Mitte der Brust, hinter dem oberen Brustbein, etwa 5 cm unter dem Schlüsselbein (unterhalb des Halses).

So lange und stark klopfen, wie es angenehm ist, in der Regel 10- bis 12-mal entgegen dem Uhrzeigersinn. Dazu summen.

Die Lebensenergie wird sofort aktiviert. Ein tiefer Atemzug ist meist ein Zeichen für Entspannung bzw. das Lösen der Energieverspannung. Die Müdigkeit weicht.

## Überkreuzbewegungen zur Energie-Balance

Mit Überkreuzbewegungen kann Ihr Kind Energiestörungen ausgleichen. Beide Gehirnhälften werden dadurch aktiviert und stimmen sich wieder ab, Stimmungsschwankungen können ausgeglichen werden. Es entsteht wieder Lust, etwas zu unternehmen, in Angriff zu nehmen, zu lernen. Müdigkeit verschwindet.

Fast alle Nerven überkreuzen sich im Gehirn. So werden die Bewegungen des rechten Armes und des rechten Beines von der linken Hirnhälfte gesteuert und umgekehrt. Umgekehrt kann man also sagen, dass durch wechselseitige Bewegungen die jeweils gegenüberliegende Hirnhälfte aktiviert wird. Und genau das geschieht mit der Überkreuzbewegung, der Grundübung in der Kinesiologie. Mit dieser Übung wird sozusagen die Krabbelphase nachgeholt.

Bei der Überkreuzbewegung wird gleichzeitig der rechte Arm und das linke Bein und umgekehrt bewegt. Das hört sich eigentlich ganz einfach an. Aber viele Kinder – und Erwachsene – haben große Probleme, Hände und Beine zu koordinieren. Man merkt es daran, wenn das Kind erst überlegen muss, wo die Hände sein müssen, oder wenn sie immer nur die rechte Hand zum rechten Knie führen oder die linke zum linken. Das ist der beste Beweis, dass eine mangelnde Hirnintegration vorliegt.

**Und so geht die Übung:** Die rechte Hand berührt das linke Knie, dann die linke Hand das rechte Knie.

Dabei ist es wichtig, dass das Knie wirklich angehoben wird und dass der jeweils nicht aktive Arm zurückgeschwungen wird. Viele Kinder gewöhnen sich sonst schnell eine »schlampige« Bewegung an, indem sie nur beide Arme nach vorne strecken und nur die Knie ein wenig in Richtung der anderen Hand bewegen.

Das reicht nicht. Diesen Fehler kann man vermeiden, wenn man statt der Hände die Ellbogen zum Knie führt. Das ist allerdings etwas anstrengender. Die Augen sollten dabei nach links oben sehen.

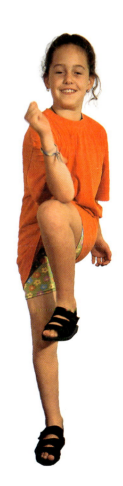

Das Ganze soll Spaß machen. Lassen Sie eine rhythmische Musik dazu spielen und vor allem, machen Sie mit! Das ist besser, als dauernd zu fragen: »Hast du deine Hirngymnastik schon gemacht?«

Um einen noch besseren Zugang zu beiden Hirnhälften zu erreichen, kann man zusätzlich eine Homolateralbewegung (einseitige Bewegung) in das Programm einbauen. Rechte Hand berührt das rechte Knie, die linke Hand das linke.

Man beginnt mit ca. zehn Überkreuzungen, dabei kann gesummt werden, das aktiviert besonders die rechte Hirnhälfte, danach kommen zehn homolaterale Übungen, dabei wird gezählt – zur Aktivierung der linken Hemisphäre. Am Schluss nochmals zehn Überkreuzbewegungen mit summen. Optimal ist es, wenn der Wechsel von überkreuz zu homolateral und umgekehrt ohne nachzudenken erfolgt.

Damit es nicht zu langweilig wird, und nichts ist schlimmer für Kinder als Langeweile, gibt es noch einige Variationen. Die Hände und Beine werden zur Seite gestreckt oder die Hände berühren die nach hinten angehobenen Füße.

KAPITEL 3

# OHNE STRESS GEHT ALLES BESSER

Mit Stresssituationen richtig umzugehen ist wichtig, um den Alltag gelöst zu bewältigen.

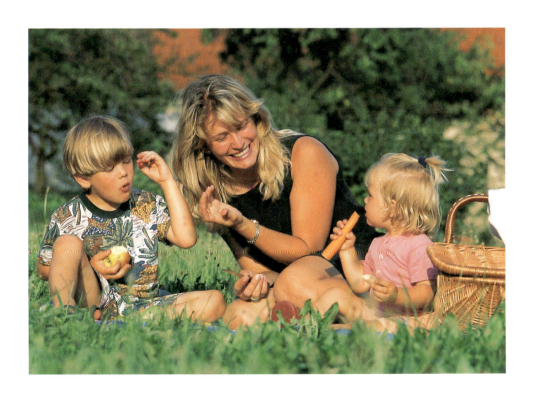

KAPITEL 3

## ENTSPANNUNG UND STRESS-ABBAU IM ALLTAG

Die Kinesiologie bietet vielfältige praktische Möglichkeiten und Hilfen. Sie betrachtet in Übereinstimmung mit der traditionellen chinesischen Energielehre den Menschen als Ganzheit, d. h. in seiner Lebensweise, körperlich, geistig und auch psychisch-emotional. Dies ist beim Thema Stress besonders wichtig, denn ein einseitiges Angehen von Verspannungen bleibt erfolglos.

### STRESS BEDROHT AUCH UNSERE KINDER

»Oh, war das heute wieder ein Stress.« Diese und ähnliche Aussagen hören wir heute zunehmend von Jung und Alt. Ein überraschend großer Teil von Kindern und Jugendlichen in Deutschland ist mit der eigenen körperlichen und seelischen Verfassung nicht zufrieden.

Nach Angaben der Bundeszentrale für gesundheitliche Aufklärung leiden viele unter Bewegungsmangel, Stress und Figurproblemen. Drei aller 12- bis 16-jährigen geben an, unter psychosomatischen Beschwerden zu leiden. Viele

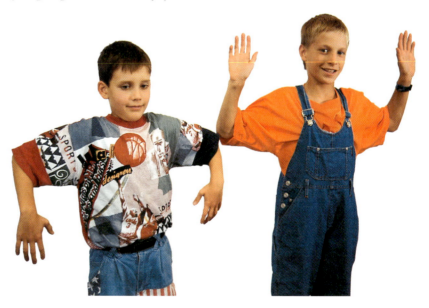

# OHNE STRESS GEHT ALLES BESSER

Kinder und Jugendliche sind den Anforderungen des Lebens, Freizeit, Familie, Schule, Fernsehen u. a., nicht gewachsen. Sie leiden unter einem Überforderungssyndrom. Stress und Unruhe werden bei vielen zu einem zentralen Problem. Eine Apothekerin stellt fest, dass immer mehr junge Mütter nach einem harmlosen Beruhigungsmittel schon für ihren Säugling fragen. Aber auch die Verordnung von Medikamenten durch den Arzt für Kinder, die die Nacht zum Tag machen, oder solche, die im Kindergarten oder in der Schule ohne Sitzfleisch sind, nimmt zu. Die Diagnose ist meist »Hyperaktivität«. Stress bzw. Überforderung spielen dabei eine große Rolle.

Vielen Kindern brummt der Schädel vor lauter Eindrücken, vor Lärm, vor fordernden Menschen. Da würde es sicher gut tun, alles einmal zu sortieren, zu klären (wie auf der folgenden Zeichnung). Setzen Sie sich hin bzw. bitten Sie Ihr Kind, sich hinzusetzen, und halten Sie Ihre Hände leicht an die beiden Stirnhöcker auf der Stirn (ca. 2 Minuten).

Die Lebensenergie wird durch innere Unruhe und Überforderung von außen (z. B. Lärm, Hektik, Ansprüche) aufgewirbelt und körperlich abgeleistet durch hyperaktives, hektisches und sprunghaftes Verhalten. Der Zappelphilipp aus dem Struwwelpeter befindet sich jetzt in der eigenen Familie. Es sei denn, er macht zwischendurch öfter mal eine »Abklärung«.

## EMOTIONALER STRESS

Neben der äußeren Überforderung belastet vor allem der emotionale Stress unsere Kinder. Bei 80 % der Schüler mit Leistungsschwächen liegt die Ursache in emotionalem Stress, z. B. Konzentrationsschwäche. Die Kinder sind nicht intellektuell überfordert, sondern emotional. Oft sind familiäre Verhältnisse, Ehekonflikte, emotionale Belastungen und Überforderungen die Ursache.

Die Schuld für solche Belastungen und Stresszustände trägt der krank machende Zeitgeist. Kinder werden zum Blitzableiter für nicht im Gleichgewicht befindliche Lebensenergien. Die Lebens- und Energiebalance (Nahrung, Bewegung, Stoffwechsel, Gefühle u. a.) ist aus den Fugen geraten und erzeugt Stress bzw. Überforderung.

## AUF DIE BALANCE, DIE HARMONISCHE SPANNUNG KOMMT ES AN

Kinder, aber auch Erwachsene, fühlen sich wohl, sind belastbar, leistungsfähig und gesund, wenn sie imstande sind, Überforderungen, Belastungen und

*Anspannung und Entspannung, Passivität und Aktivität müssen sich abwechseln, einander ergänzen.*

# KAPITEL 3

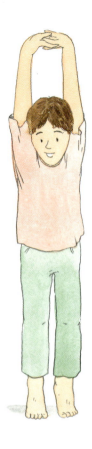

negativen Stress immer wieder auszugleichen und damit ihre Lebensenergie wieder zum Fließen zu bringen. Dies müssen wir alle noch besser lernen. Vor allem Kinder brauchen Anleitung zum Stressabbau und zum Vermeiden von Überforderung durch Spannungsbalance.

Viele Kinder und Erwachsene sind während ihrer täglichen Beschäftigung mehr oder weniger angespannt. Sie verbrauchen unnötige Energien und sind in ihrer Gesundheit und Leistungsfähigkeit eingeschränkt. Viele spüren z. B. nicht einmal, dass sie ihre Bauchmuskeln anspannen und sich kaum Zeit zum Atmen gönnen. Die Hektik macht sie »kurzatmig«.

Jede Anstrengung, jede Anspannung sollte durch Entspannung und eine Erfrischung ausgeglichen werden, so z. B. auch zwischen der Arbeit an den Hausaufgaben.

So, nun wird es Zeit für eine Pause, sonst wird der Lese- bzw. Denkstress zu groß. Machen Sie eine kurze Energie-Auftank-Pause.

### Sich dehnen bringt Segen

Strecken Sie sich mit Ihrem Kind 2- bis 3-mal wie auf der Zeichnung dargestellt.

Den Himmel mit ausgestreckten Händen halten. Die Hände in Bauchhöhe verschränken, die Handflächen nach aussen drehend allmählich hochheben, als wolle man den Himmel damit stützen. Den Körper strecken und dabei auf die Zehenspitzen gehen.

### Der Atmung lauschen: gut für Entspannung und Konzentration

Setzen Sie sich und Ihr Kind breitbeinig hin, und legen Sie die Hände auf den Bauch. Mit lockerer Brustmuskulatur überlassen Sie nun die Atmung dem Zwerchfell.

## STRESS ALS ELEMENTARE STÖRUNG

Stress als Begleiterscheinung unseres Lebens spielt in der Kinesiologie eine Schlüsselrolle. Bei Überlastung stört er unser Körper-Geist-Psyche-Gleichgewicht empfindlich.

Kinder und Erwachsene werden mit einer Vielzahl von Situationen konfrontiert (Stressoren), die Stressreaktionen in Gang setzen.

Wenn wir die Überenergie, die durch Stress freigesetzt wird, nicht verbrauchen (z. B. durch Sport), bleiben unsere Muskeln angespannt. Wir

## OHNE STRESS GEHT ALLES BESSER

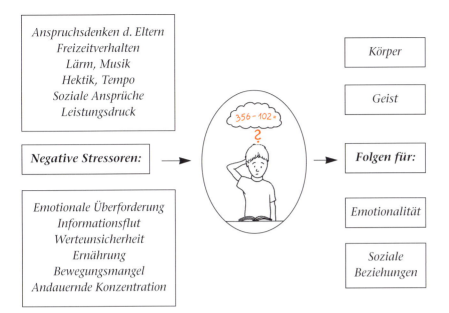
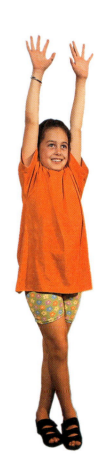

verkrampfen uns, bekommen Kopfschmerzen, Bauchweh oder Verdauungsschwierigkeiten.

### GEISTIGE BLOCKADE

Aber auch unser Gehirn reagiert auf Stress, nämlich mit geistiger Blockade. Konzentration, Ausdauer, Aufmerksamkeit, Motivation sind z. B. Fähigkeiten, die über unser Gehirn laufen und dort koordiniert werden. Bei Stress bringt es diese Koordination nicht zustande.

Die Folge ist: Unser Kind ist zerstreut, hyperaktiv, hat eine Lese-Rechtschreib-Schwäche (Legasthenie), eine Rechenschwäche, hat Ängste, Schlafstörungen, ist weinerlich, antriebsarm, appetitlos. Nach repräsentativen Schätzungen zeigen etwa 10 bis 12 % der Kinder im Grundschulalter psychosoziale Auffälligkeiten dieser Art. Geistige Blockaden äußern sich so: Wir haben plötzlich das berühmte Brett vor dem Kopf, einen »Black-out«, können keinen klaren Gedanken mehr fassen.

### Auf die (Stress-)Balance kommt es an

Wenn Sie es in Ihrer Wohnung gleichbleibend warm haben wollen, bedienen Sie sich des Thermostates der Zentralheizung. Auch Körper, Geist und Psyche haben Thermostate, Regelsysteme, um Balance (Homöostase) zu halten. Eine Gänsehaut schützt z. B. vor Unterkühlung, körperliche Bewegung vor zu einseitiger geistiger Arbeit. Erschöpfung und Müdigkeit sind Warnsignale für eine zu große Belastung. Zuviel Linkshirnigkeit, Rationalität, Nüchternheit führt zur emotionalen Abstumpfung und Irritation. Für die Kinesiologie spielt die Balance von Körper, Geist, Emotionen, Energien und Lebensweise eine zentrale Rolle. Eine Methode der Kinesiologie heißt deshalb Energiebalance.

In einer Energie-Balance-Sitzung bei einem ausgebildeten Kinesiologen geht es darum, den Muskel zu finden, der abgeschaltet hat, um den Energiefluss wieder herzustellen. Wenn wir energetisch, geistig und psychisch wieder in der Balance sind, können wir auch besser mit Belastungen bzw. Stress fertig werden.

Wir können aber auch selbst viel tun, um in der Balance zu bleiben bzw. wieder ins »Balance-Lot« zu kommen. Die folgenden Übungen können uns dabei helfen.

## Körperfitness wird immer wichtiger

Aufgrund kinesiologischer Erkenntnisse helfen Körperfitness bzw. ausgleichende körperliche Bewegung, in der Energiebalance zu bleiben und Blockaden abzubauen. Die folgende Übersicht zeigt Wege bzw. Übungen, wie wir zur Körperbalance und zum Entstressen gelangen.

Bei größerer Belastung müssen wir den Körper beim Stressabbau unterstützen bzw. ihm vorbeugend helfen. Das kann z. B. durch folgende Übungen geschehen. Wenn wir unserem Körper bzw. dem unseres Kindes Gelegenheit zur Bewegung geben, etwa durch Laufen, Wandern, aber auch durch gezielte Übungen, können aufgestaute Energiereserven abgebaut und Verspannungen ausgeglichen werden. In einem gesunden Körper wohnt auch ein gesunder und fitter Geist.

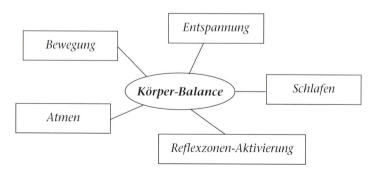

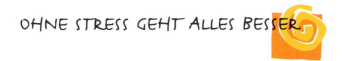

# OHNE STRESS GEHT ALLES BESSER

### Soft-Druck auf die Reflexzonen

Sie können Ihrem Kind (es kann die Übung auch selbst machen) mit einer Fußmassage die Muskeln lockern und es von Kopf bis Fuß entspannen.

Setzen Sie das Kind bequem auf einen Stuhl und legen Sie seine Füße locker auf Ihren Schoß.

Fassen Sie, ausgehend vom großen Zeh, jede einzelne Zehe und massieren Sie diese sanft kreisend.

Zum Schluss fahren Sie mit Ihren beiden Daumen 5-mal die Fußsohle rauf und runter.

Massieren Sie erst den rechten, dann den linken Fuß.

Jedem Körperorgan lässt sich ein Fußreflexpunkt zuordnen. Durch den Massagedruck bekommt das Organ einen entkrampfenden Reiz. Dies erklärt die Wirkung einer solchen Massage. Dabei ist wichtig: Sanft drücken. Die Entspannung setzt meist schnell ein. Am besten machen Sie diese Fußreflexzonen-Massage vor dem Schlafengehen.

## Durch Mittagsschlaf in Schlummerlaune

Man hat festgestellt, dass ein kurzer Mittagsschlaf das Tief in der Tagesmitte z. B. nach einem anstrengenden Schulvormittag ausgleichen kann. Entspannung stellt sich ein und neue Energie wird mobilisiert.

Wir sehen also: Stress ist kein Schicksal, sondern eine Frage des Ausgleichs, des eigenen Managements.

## EMOTIONALEN STRESS TESTEN

Testen Sie oder ein ausgebildeter Kinesiologe bei Ihrem Kind den Armmuskel (Deltaideus anterior). Ist er stark? Lassen Sie Ihr Kind an eine negative emotionale Situation, an etwas Belastendes denken. Jetzt müsste der Arm schwach sein. Lassen Sie das Kind jetzt wieder an etwas Schönes, an Ferien, denken. Ist der Muskel jetzt wieder stark?

Es könnte auch sein, dass der Muskel »sperrt« (siehe Seite 14), d. h. er ist schon zu Beginn des Testens schwach. Meist kann man ihn stärken, indem man das Kind an eine schöne entspannte Alltagssituation denken lässt. Dann können Sie mit dem Austesten von emotionalem Stress wieder beginnen.

Lassen Sie Ihr Kind an die Lehrerin bzw. an die Klassenarbeit denken, während Sie testen. Geben die Arme nach, deutet dies auf einen emotionalen Stress hin. Dieser lässt sich abbauen, z. B. mit einer kinesiologischen Technik,

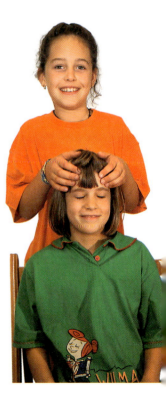

nämlich durch die Stirnhöcker-Übung bzw. das Halten der Positivpunkte. Die Punkte heißen in der Kinesiologie ESR-Punkte (Emotional Stress Release).

### Positive Punkte halten für Kind oder Partner

Setzen Sie Ihr Kind auf einen Stuhl und lassen Sie es sich bequem zurücklehnen. Stellen Sie sich hinter das Kind und berühren Sie mit den Fingerspitzen beider Hände seine Stirnpunkte. Das Kind denkt an sein Problem. Sie können ihm helfen, indem Sie es im Gespräch spielerisch und behutsam führen. Z. B. »Denk an die Klassenarbeit. Wie fühlt sich das an? Wo im Körper spürst du das?«

»Schau dich an, als ob du einen Film anschauen würdest. Oder stell dir vor, du bist ein Marsmännchen und beobachtest dich selbst vom Weltraum aus. Was würde das Marsmännchen dem Jungen da unten raten? Wie kann er ihm helfen? Was braucht er? Mut, Kraft? Welche Farbe hat diese Eigenschaft? Schick ihm diese Farbe.« (Bei Mädchen wird es eher eine Fee oder ein Engel sein.) »Was würdest du, wenn du Marsmännchen oder Fee wärst, dem Kind da unten schicken, das ihm helfen könnte, mutig und stark zu sein? Vielleicht eine Farbe oder einen Stein?«

Ihr Kind sieht sich dann mit diesen neuen Eigenschaften die Situation neu erleben. Aber lassen Sie sich auf keinen Fall dazu verleiten, Ratschläge zu geben! Das Kind/der Partner muss und wird seine eigenen Lösungen finden.

KAPITEL 4

# MEIN VERSPANNTER, BLOCKIERTER KÖRPER

Gezielte Bewegungen helfen dem Körper, in Harmonie zu kommen und Verspannungen zu lösen.

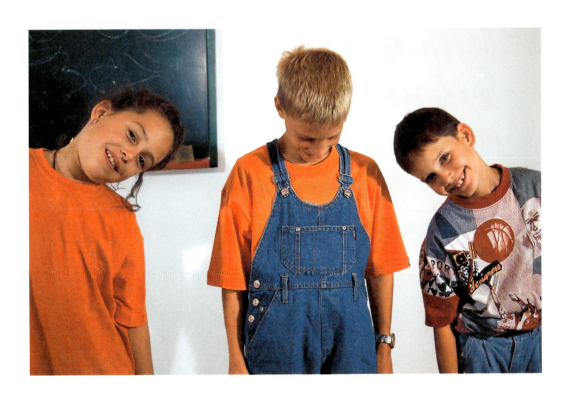

KAPITEL 4

# AUSGLEICHS- UND BEWEGUNGSÜBUNGEN

Immer mehr Menschen leiden unter Rückenschmerzen oder Schmerzen in Schulter oder Halswirbelsäule. Schmerzen verändern die äußere Haltung und diese spiegelt unsere innere wider. Fühlen wir uns stark, drücken wir dies in einer aufrechten Körperhaltung aus. Sorge und Angst werden uns im wahrsten Sinne des Wortes niederdrücken; wir lassen den Kopf hängen. Eine entspannte Körperhaltung und entsprechende Übungen verhelfen zu einem beschwerdefreien Rücken- und Halsbereich.

## Auf den Körper hören

Wenn Sie unter Dauerstress stehen, werden Ihre Muskeln bald nicht mehr in der Lage sein, sich zu entspannen. Folge sind Schmerzen und Bewegungseinschränkungen, die oft auf keine Behandlung ansprechen. Die Muskelspannung wird Stoffwechselvorgänge im Körper verändern. Sie werden deprimiert, antriebslos, das Denken ist blockiert.

Hören Sie einmal in sich hinein. Was kann Ihnen die Körpersprache zu Ihren Schmerzen sagen? Was lastet auf Ihren Schultern? Was müssen Sie mit sich herumtragen? Wo müssen Sie dauernd breite Schultern zeigen? Vielleicht möchten Ihnen Schmerzen in Armen oder Händen sagen, dass Sie etwas nicht anpacken wollen? Was können Ihnen schmerzende Knie sagen? Wo möchten Sie nicht hingehen? Seien Sie ehrlich zu sich selbst. Allein durch diese Fragen kommen Sie oft schon von selbst auf die Ursache Ihrer Beschwerden. Schauen Sie sich das Problem an, und überlegen Sie, ob es Lösungsmöglichkeiten gibt. Oder wenden Sie die ESR-Technik an, um diesen Stress abzubauen.

## MUSKELN UND BEWEGUNG

Bei jeder Bewegung sind immer mehrere Muskeln bzw. Muskelgruppen beteiligt. Damit sich ein Muskel zusammenziehen kann, muss sich ein anderer oder eine Gruppe von gegenspielenden Muskeln entspannen. Nur so ist Bewegung

# MEIN VERSPANNTER, BLOCKIERTER KÖRPER

möglich. Durch ständig sich wiederholende Beanspruchung eines Muskels oder einer Muskelgruppe kommt es zu einer Fehl- oder Überlastung des Bewegungsapparates. Dieses Wechselspiel kann auch durch falsche Haltung infolge von Verletzungen oder durch Stress gestört werden. Es kommt zum Hyper- oder Hypotonus (zu sehr oder zu wenig angespannte Muskeln) oder zu reaktiven Muskeln; die Muskulatur reagiert mit Schmerz. Um die Schmerzen zu vermeiden, wird man automatisch die Belastung verlagern. Dadurch werden wiederum andere Muskeln überlastet.

## Entspannen durch Dehnen

Touch for Health bietet für Fortgeschrittene und Therapeuten einfache Techniken an, wie Muskeln über bestimmte Nervenrezeptoren gestärkt oder beruhigt werden können und wie das Zusammenspiel durch die Entspannung reaktiver Muskeln wieder hergestellt wird.

Hyperton-X ist eine Methode, mit der hypertone (in chronisch angespanntem Zustand) Muskeln durch sanfte Dehnungstechniken wieder entspannt werden können. Die klinische Kinesiologie kennt weitere Techniken, um den Bewegungsapparat zu behandeln. Es gibt jedoch auch einfache Übungen, die Sie für sich oder Ihre Kinder anwenden können.

## FIT UND SPORTLICH DURCH KINESIOLOGIE

Wer möchte nicht bis ins hohe Alter körperlich und geistig beweglich bleiben? Um dieses Ziel zu erreichen, kommt man an Gymnastik oder Sport nicht vorbei. Durch Bewegung entwickeln wir uns, und durch Bewegung erhalten wir unsere Gesundheit.

Es gibt keinen idealen Sport. Wichtig ist nur, dass Sie etwas finden, das Spaß macht. Jede Pflicht, und sei es die selbst auferlegte, weil man »etwas für die Gesundheit tun muss«, wird dazu führen, dass Sie das Ganze schnell wieder aufgeben. Bei Kindern ist der Spaß besonders wichtig. Wir stellen in der Praxis immer wieder fest, dass Kinder besonders gut für die tägliche Hirngymnastik zu motivieren sind, wenn man ihnen erklärt, dass sie dadurch im Sport besser werden, schneller und beweglicher. Die meisten Kinder legen auf einen Erfolg im Turnen oder Sport größeren Wert als auf die Mathe-Note. Sie werden merken, dass sich die verbesserte körperliche Beweglichkeit auch auf die geistige auswirken wird.

# KAPITEL 4

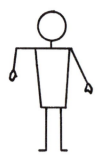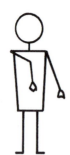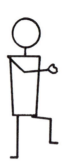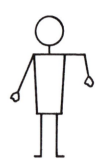

**Herz-Integrations-Übung**

Die folgenden Übungen bewirken eine bessere Haltung und Beweglichkeit und eine bessere Hirn-Körper-Koordination.

### Die Herz-Integrations-Übung

Eine wundervolle Übung, den Kreislauf in Schwung zu bringen, ist die Herz-Integrations-Übung von Steven Rochlitz, der diese Übung entwickelte, um seine Herzrhythmusstörungen in den Griff zu bekommen.

Es ist eine Kombination aus der klassischen Überkreuzbewegung und der Aktivierung des Muskels, der dem Herz-Meridian zugeordnet ist. Die Übung macht sofort spürbar fit. Körperliche Tiefs werden innerhalb kurzer Zeit überwunden. Die Flexibilität der Muskeln wird erhöht. Testen Sie einmal, wie weit Sie Ihre Beine vor und nach der Übung grätschen können, Sie werden erstaunt

---

### Fünf Faktoren für Fitness und Entspannung:

*Egal, ob Sie Sport nur zum Spaß betreiben, für das allgemeine Wohlbefinden oder als Leistungssport – es gibt fünf Faktoren, die für die Fitness und körperliche Entspannung immer eine Rolle spielen:*
- *ein starkes Herz-Kreislauf-System und die Atmung*
- *die Flexibilität der Muskeln*
- *Muskelstärke und Koordination*
- *Stoffwechsel und Ernährung*
- *geistige und emotionale Integration.*

*Beim Leistungssport kommt die Abwechslung von aerobem und anaerobem Training hinzu. Darauf möchten wir hier aber nicht näher eingehen.*

# MEIN VERSPANNTER, BLOCKIERTER KÖRPER

sein. Die Übung ist nicht einfach, aber wenn sie einmal beherrscht wird, wird sie sehr gerne gemacht. Kinder lernen sie im Allgemeinen schneller.

1. Der rechte Arm ist gerade zur Seite gestreckt, der Unterarm und die Hand hängen dabei wie bei einer Vogelscheuche rechtwinklig nach unten.

2. Jetzt wird der Arm im Schultergelenk nach vorne gebracht, der Unterarm bleibt in seiner hängenden Position.

3. Wenn der Ellbogen in Körpermitte ist, wird der Unterarm schnell angehoben (etwas über die Horizontale). Gleichzeitig mit dem Anheben des Unterarms wird das gegenüberliegende Knie angehoben.

4. Sofort Arm und Bein fallen lassen und das Ganze mit dem gegenüberliegenden Arm bzw. Bein wiederholen.

Wenn die Technik beherrscht wird, geht es ans eigentliche Üben. Begonnen wird mit Summen. Jetzt erst kommt die Übung dazu. Und nach ca. 30 Sekunden sollten Sie zusätzlich mit den Augen kreisen, einmal im Uhrzeigersinn, dann dagegen. Wenn Sie diese Übung mit Ihrem Kind machen, zeichnen Sie mit der Hand vor seinen Augen den Kreis.

## Die Gang-Koordinations-Reflexe

Im vorigen Kapitel haben wir unser Augenmerk auf die Rechts-Links-Integration unseres Hirns gerichtet. Für unsere Beweglichkeit ist aber auch die optimale Zusammenarbeit zwischen Hirn und Körper von großer Wichtigkeit. Bei jeder Tätigkeit werden Signale vom Gehirn zu den gerade benötigten Muskeln geschickt, um die entsprechenden Muskeln anzuspannen oder zu entspannen.

Von den Muskeln werden über Rezeptoren die Dehnung und Länge der einzelnen Muskeln gemeldet. Stress kann dieses Zusammenspiel stören und

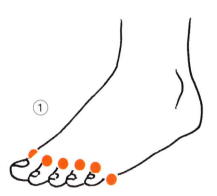
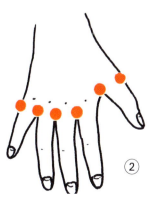

① **Die Gang-Koordinations-Punkte befinden sich ca. 1 cm über den Zehenzwischenräumen. Zusätzlich können die Zehenzwischenräume massiert werden.**

② **Die Hand-Koordinations-Punkte befinden sich oberhalb der Handwurzelknochen auf der Linie der Fingerzwischenräume.**

# KAPITEL 4

sich als Koordinationsproblem auswirken. Fehlende Koordination der Muskeln, die beim Laufen beansprucht werden, führt oft zu Müdigkeit oder Bewegungsunlust. Wir haben an Händen und Füßen Reflexpunkte, die die Hirn-Körper-Koordination wieder aktivieren.

Verwenden Sie Fußpunkte vor allem für Laufsportarten wie Joggen, Fußball usw., die Handpunkte bei Sportarten, wo die Hände gebraucht werden (Tennis, Tischtennis usw.). Auch für Kinder, die sich beim Schreiben zu sehr verkrampfen, bewirkt die Massage der Handpunkte eine schnelle Entspannung. Oft kann man eine sofortige Verbesserung der Schrift feststellen.

Massieren Sie bei Ihren Kindern die Punkte mindestens 10 Sekunden lang kräftig. Wenn Sie die Punkte für sich selbst aktivieren wollen, ist es ratsam, die Massage von einer anderen Person machen zu lassen. Das ist wirkungsvoller, als wenn Sie es selbst tun.

### Übungen für das Cranio-Sacral-System

Unser Gehirn (Cranium) und das Kreuzbein (Sacrum) sind durch die Dura mater, einen festen Schlauch, miteinander verbunden. Vom Gehirn zur Lendenwirbelsäule zirkuliert durch diesen Schlauch die Cerebrospinalflüssigkeit (Hirn-Rückenmarks-Flüssigkeit). Diese Zirkulation geschieht in stetigem, zum Teil atemabhängigem Rhythmus. Unsere Schädelknochen sind nicht, wie allgemein angenommen wird, fest miteinander verbunden, sondern besitzen eine minimale, aber wichtige Beweglichkeit. In der Einatemphase wird die Cerebrospinalflüssigkeit in den Schädel gepumpt und bewirkt eine kaum wahrnehmbare Dehnung. Beim Ausatmen kehren die Knochen wieder in ihre Ausgangsposition zurück. Man nennt diesen Vorgang Schädelatmung.

Blockierungen im System der Schädelplatten führen zu Spannungszuständen in der Dura mater und können sich als allgemeine Muskelschwäche, als Organstörungen, gravierende Lernstörungen und fehlende Hirn-Körper-Koordination auswirken. Ständig durchgedrückte Knie, Schmerzen, schlechte Haltung können Hinweise auf solche Blockaden sein. Die folgenden Übungen wirken entspannend und lockernd die Wirbelsäule und das Becken auf.

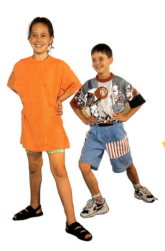

### Das Erden / Das Schiff (siehe Seite 67)

Wir bevorzugen deutsche Bezeichnungen für die Übungen. Vor allem kleine Kinder haben Spaß am Bild des Schiffes.

Man steht mit gegrätschten Beinen, ein Bein ist gebeugt, der Fuß des gebeugten Beines weist nach außen, der Fuß des gestreckten Beines nach vorne. Die Hände werden in die Taille gelegt (Segel), der Rücken ist gerade (Mast), der

# MEIN VERSPANNTER, BLOCKIERTER KÖRPER

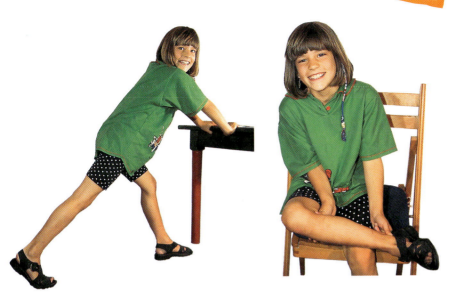

Kopf schaut in Richtung des gebeugten Beines. Einatmen, beim Ausatmen lässt man das gebeugte Bein noch weiter nach vorne gleiten (wiegen des Schiffes im Wind). Der Rücken bleibt dabei gerade.

### Die Wadenpumpe
Sie bzw. Ihr Kind stützen sich mit den Händen an eine Stuhllehne. Ein Bein wird nach hinten gestreckt, die Ferse ist vom Boden abgehoben, das Knie des vorderen Beines gebeugt. Einatmen, beim Ausatmen wird die Ferse des gestreckten Beines auf den Boden gedrückt.

### Die Fußpumpe
Die Übung wird im Sitzen gemacht. Ein Fuß wird über das Knie gelegt. Mit einer Hand wird die Axchilles-Sehne, mit der anderen die Sehnen in der Kniekehle mit festem Griff gehalten.

Jetzt wird beim Einatmen der Fuß soweit als möglich angewinkelt und beim Ausatmen gestreckt. Achten Sie darauf, dass Ihr Kind den Fuß wirklich ganz beugt bzw. streckt. Sie können die Bewegung auch aktiv unterstützen.

### Die Beckenschaukel
Diese Übung macht man am besten auf einer nicht zu weichen Unterlage. Man sitzt mit angewinkelten Beinen auf dem Boden, wobei man sich mit den Händen rückwärts abstützt.

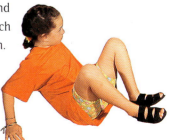

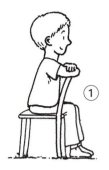 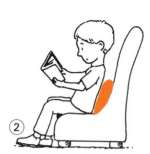 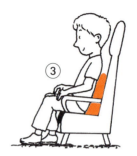 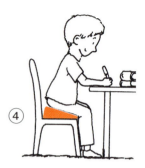

① **Stuhllehne zum Abstützen des Oberkörpers benützen.**

② **Bei weichen Polstermöbeln Rücken mit Kissen unterstützen.**

③ **Improvisierte Stütze für den Rücken (Pulli, Decke).**

④ **Improvisiertes Keilkissen (Pulli, Ordner).**

Jetzt wird in kleinen kreisenden Bewegungen oder Achterbewegungen Gesäß und Steißbein massiert. Viele Kinder empfinden es als angenehm, wenn sie an Knien und Rücken gehalten und dabei bewegt werden.

### Übung für die Hand- und Augenkoordiantion

Vor allem bei Ballspielen und anderen schnellen Sportarten kommt es auf eingeschaltete Augen und das Zusammenspiel von Augen und Händen oder Füßen an.

Die liegende Acht (siehe Seite 79), der Elefant (siehe Seite 81), die Eule (siehe Seite 65).

## RICHTIGES SITZEN VERHINDERT VERSPANNUNGEN

Oft sitzen Kinder falsch, weil die Schul- und Sitzmöbel dem Körper des Kindes nicht entsprechen. Wie man sich trotzdem helfen kann, zeigen die Zeichnungen oben.

KAPITEL 5

# ERNÄHRUNG, DIE MIR GUT TUT

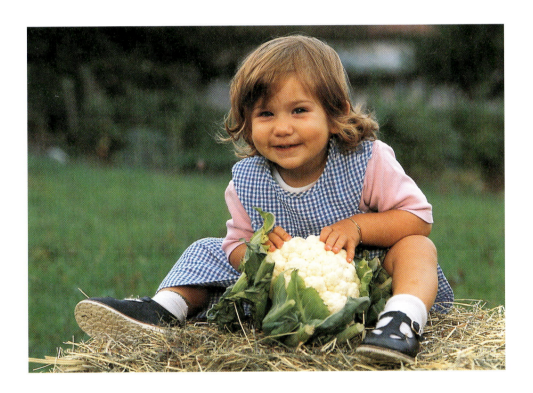

Die richtige Ernährung mobilisiert Energien und schafft eine gute körperliche, geistige und seelische Basis.

KAPITEL 5

# UNSERE NAHRUNGSMITTEL IM TEST

Unsere Lebensenergie kann durch viele Faktoren geschwächt werden. Einer davon ist die Ernährung. Stoffwechsel und Psyche hängen eng zusammen. Das zeigt schon die Reaktion Durchfall oder Bauchweh bei Aufregung. Umgekehrt ist es genauso. Stimmt der Stoffwechsel nicht, fühle ich mich schlecht, bin sogar traurig.

## ERNÄHRUNG UND GEISTIGE FITNESS

Noch nie ist so viel über »gesunde Ernährung« und über Ernährungsformen wie Trennkost, Vitaldiät, vegetarische Kost und viele andere mehr gesprochen worden. Jede Art behauptet von sich, die richtige Ernährung für die Gesundheit zu sein. Aber wie alles, so ist auch die Ernährung individuell. Doch gibt es einige Grundsätze, die unbedingt beachtet werden sollten.

Wir machen immer öfter die Erfahrung, dass Konzentrationsprobleme, Schulschwierigkeiten, das MCD-Syndrom (minimale cerebrale Dysfunktion),

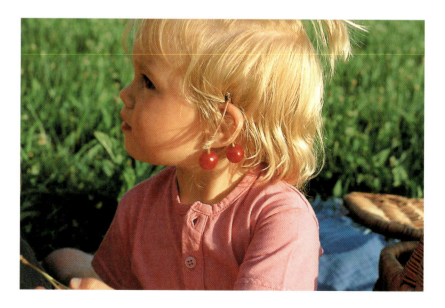

# ERNÄHRUNG, DIE MIR GUT TUT

### Ist mein Kind hyperaktiv?

Wenn Sie mehrere der folgenden Anzeichen bei Ihrem Kind vorfinden, handelt es sich um das hyperkinetische Syndrom oder Hyperaktivität:
- überaktiv, unruhig, kann nicht stillsitzen
- stört andere Kinder
- Konzentrationsschwäche, extreme Ablenkbarkeit
- Wahrnehmungsstörungen
- gestörtes soziales Verhalten
- fängt alles an, ohne es zu Ende zu bringen
- extreme Stimmungsschwankungen, Wutausbrüche
- Redefluss
- Störung in der Fein- und Grobmotorik

*Ein großes Problem sind Zucker und Phosphate, die in vielen Nahrungsmitteln enthalten sind.*

Hyperaktivität, aber auch Ängste und Depressionen viel mit der Ernährung zu tun haben. Bei manchen Schülern genügte schon die Ernährungsumstellung, um die Konzentration und Aufnahmefähigkeit zu verbessern. Besonders bei hyperaktiven Kindern können dadurch beachtliche Erfolge erzielt werden.

## Ich brauch jetzt einfach was Süßes!

Kommt Ihnen dieser Satz bekannt vor? Wenn wir die Kinder, aber auch die Erwachsenen, fragen, wie ernährst du dich, lautet die Antwort »ganz normal«. Bei näherem Nachfragen stellt sich heraus, dass zu dieser normalen Ernährung der tägliche Genuss von Süßigkeiten zählt. Das fängt morgens mit dem Nutella-Brot und dem Kaba an (das wird nicht zu den Süßigkeiten gezählt) und geht weiter mit dem Schokoriegel in der großen Pause, mit dem Eis oder dem Pudding als Nachtisch bis hin zum Betthupferl. Leider ist das heute normal. Doch was normal ist, ist noch lange nicht gut. Und die Werbung versucht tagtäglich sehr erfolgreich, uns vom Gegenteil zu überzeugen.

## Der Unterzucker

»Ich weiß gar nicht, was mit den Kindern heutzutage los ist?«, klagen vor allem ältere Lehrer. »Früher waren die Klassen doch viel größer und trotzdem waren die Kinder in der Lage, sich zu konzentrieren. Heute sind die Klassen extrem

## KAPITEL 5

> ### Wie wirkt Zucker auf den Körper?
> Zucker hat viele schädliche Auswirkungen auf den Körper und die Gehirnfunktionen. Wir wollen hier nur die wichtigsten aufführen:
> - Unterzucker (Hypoglykämie)
> - Übersäuerung
> - Verlust von Vitaminen und Spurenelementen
> - Veränderung im Darmmilieu/Pilzinfektion
> - Phosphorräuber/Probleme mit dem Knochenbau

unruhig, aggressiv und laut, aber auf der anderen Seite hat man das Gefühl, die Kinder sind müde, lustlos und fast erschöpft.«

Hier werden deutlich zwei Auswirkungen von Zucker beschrieben. Auf der einen Seite putscht es auf, macht nervös und aggressiv, auf der anderen Seite fällt man in das tiefe Loch (Unterzucker), aus dem man nur mit einem Stück Schokolade oder sonst etwas Süßem wieder herauskommt.

Natürlich wird der Körper bestrebt sein, diesen Zustand schnell wieder zum Verschwinden zu bringen. Man isst wieder Süßigkeiten. Das hilft eine Weile, bringt Power, bis der Blutzucker erneut absinkt und man wieder mit Schokolade auftanken muss. Das kann lange gut gehen. Irgendwann aber werden die Organe, die mit dem Zuckerstoffwechsel zu tun haben, regelrecht ausgelaugt sein. Das sind in erster Linie die Nebennieren, die Bauchspeicheldrüse, die Schilddrüse und der Thymus. Der aus dem Gleichgewicht geratene Organismus hat schließlich auch Auswirkungen auf andere Organe. Der Körper ist erschöpft und man fühlt sich auch so.

## FALLBEISPIEL PHILIP:

Seine Mutter kam zur kinesiologischen Sitzung wegen Konzentrationsschwierigkeiten. Philip ist sehr intelligent, kann sich aber nur sehr kurze Zeit konzentrieren. Die Hausaufgaben waren jedes Mal ein Drama. Er brauchte Stunden. In der Schule fiel er wegen Müdigkeit auf. Sein Lehrer sagte, ab zehn Uhr »fiele er buchstäblich unter die Schulbank«. Außerdem hatte er Gelenkschmerzen, für die der Arzt keine Erklärung hatte. Wir konnten die Mutter überzeugen, dass diese Probleme etwas mit Philips Zuckerkonsum zu tun haben könnten. Sie nahm den »Kampf« auf und hielt sich streng an das Zuckerverbot.

# ERNÄHRUNG, DIE MIR GUT TUT

Nach drei Wochen rief sie an und erzählte, Philip schaffe jetzt allein und in viel kürzerer Zeit seine Hausaufgaben. In der Schule sei er wach und was sie am meisten beeindruckte, die Gelenkschmerzen waren verschwunden. Und voller Freude fügte sie hinzu: »Ich dachte, was für Philip gut ist, kann auch seiner kleinen Schwester nicht schaden. Die Zweijährige schlief extrem schlecht, kam jede Nacht bis zu zehnmal und war tagsüber quengelig. Nach drei Tagen ohne Zucker schlief das Kind durch und war am Tag ausgeglichen.«

Auch Michael ist so ein typischer Fall. Er ist hyperaktiv – ein Zappelphilipp wie aus dem Bilderbuch. Er konnte keine Minute stillsitzen, redete ununterbrochen. Seine Mitschüler mieden ihn, da er sehr aggressiv war. Die Lehrer ließen ihn links liegen, weil sie nicht mehr wussten, wie sie ihn behandeln sollten.

Unsere erste Frage gilt in so einem Fall immer dem Zucker und der Milch. Milch konnte er nicht ausstehen. Aber nach Zucker war er süchtig. »Ich esse auch Süßigkeiten. Ich brauch das einfach als Nervennahrung«, erklärte mir die Mutter. »Wie kann ich ihm da Süßigkeiten verbieten?« Es dauerte eine ganze Weile, bis ich ihr die Wirkungen von Zucker klarmachen konnte.

Sie ließ sich zögernd überreden, seinen Süßigkeitenkonsum zu überwachen. Bei der nächsten Sitzung erzählte sie mir, anfangs sei ihr gar nicht aufgefallen, dass Michael ruhiger geworden sei. Aber nach zwei Wochen fand bei einem Freund ein Kindergeburtstag statt, und Michael stopfte Kuchen und Mohrenköpfe in sich hinein. Er begann zu zittern und wurde unruhig, bevor er einen Tobsuchtsanfall bekam.

Michael ist noch immer ein schwieriger Fall. Aber er merkt jetzt selbst, wie ihn Zucker aus der Bahn wirft.

## Symptome bei Unterzucker (Hypoglykämie):

- Kopfschmerzen
- Müdigkeit
- permanentes Gähnen
- Heißhunger/Appetitlosigkeit
- asoziales Verhalten
- Black-out
- Nervosität
- Wutanfälle
- Erschöpfung
- Schwächegefühl
- Herzklopfen
- Konzentrationsschwierigkeiten
- Ruhelosigkeit
- Vergesslichkeit
- Sehstörungen

# KAPITEL 5

## Punkte klopfen für einen verbesserten Stoffwechsel

Wenn Sie das Gefühl haben, die Müdigkeit oder schlechte Laune Ihrer Kinder hängt mit dem Blutzuckerspiegel oder einem gestörten Stoffwechsel zusammen, können Sie es einmal mit dem Klopfen der Stoffwechselpunkte MP 21 (Milz-Pankreas-Meridian) versuchen.

Diese kleine Klopfmassage ist ein Energiestoss für den Stoffwechsel. Das heißt aber nicht, dass man dann einfach weiter Schokolade essen kann.

**So finden Sie die Punkte:** Der Meridian-Punkt MP 21 befindet sich genau an der »Seitennaht« des Körpers, in der Mitte zwischen Achselhöhle und Ellbogen. Bei vielen Menschen schmerzt dieser Punkt bei Druck und ist so leicht zu finden. Klopfen Sie rhythmisch, am besten im Walzertakt, den Punkt auf einer Seite zusammen mit dem Punkt (Niere 27) unterhalb des Schlüsselbeins ca. 30-mal. Das wird auf der anderen Seite wiederholt.

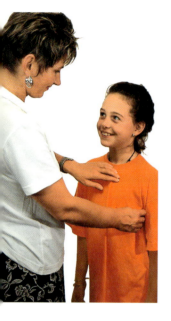

Wenn Sie diese Akupressurmethode für sich selbst anwenden möchten, klopfen Sie mit den Fingern der rechten Hand den rechten Punkt. Gleichzeitig klopfen Sie mit Daumen und Fingern der anderen Hand die Punkte (Niere 27). Das Gleiche wird auf der anderen Körperseite wiederholt.

Wenn Sie Stoffwechselprobleme vermuten, sollten Sie aber auf jeden Fall einen Therapeuten aufsuchen. Ein kinesiologisch arbeitender Arzt oder Therapeut kann durch spezifische Muskeltests Störungen herausfinden und die richtigen Mittel verordnen.

## Süßes macht »sauer«

Eine der häufigsten Ursachen für Stoffwechselstörungen ist die Übersäuerung. Im gesunden Körper werden die entstandenen sauren Endprodukte über die Nieren und die Lunge ausgeschieden. Zuviel Säuren werden als Salze im Körper abgelagert.

Die Übersäuerung zerstört die Nervenzellen, die mit dem Gehirn verbunden sind, das Blut wird dickflüssiger. Viele Krankheiten, aber auch Konzentrations- und Gedächtnisstörungen sind die Folge. Hier spielt wieder der Zucker eine wichtige Rolle. Gerade das, was süß ist, wirkt am meisten säuernd und lässt den pH-Wert absinken.

Bei Verschiebungen des pH-Wertes kommt es zu Störungen in der Bauchspeicheldrüse und dadurch zu einem Mangel an bestimmten Aminosäuren, was sich wiederum auf die Bildung von Neurotransmittern im Gehirn auswirkt. Es kommt zu einem regelrechten Kurzschluss. Hyperaktive Kinder »rasten aus«, bei anderen bewirkt es Nervosität und Konzentrationsschwierig-

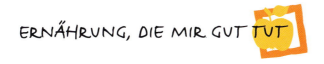

keiten. Bei Kindern sind Zucker und Weißmehl die säurebildenden Nahrungsmittel, bei den Erwachsenen kommen noch Kaffee und Alkohol hinzu.

### Zucker raubt lebenswichtige Elemente

Wird den Zellen überwiegend säurebildende Nahrung zugeführt, opfert der Körper wichtige basenbildende Elemente, vor allem Calcium, Kalium und Magnesium, um den Säureüberschuss zu neutralisieren. Diese Elemente sind lebensnotwendig für Nervenzellen, für Muskeln und Knochen. Außer wertvollen Mineralstoffen raubt der Zucker dem Körper das Nervenvitamin B.

## EIN PILZ NAMENS CANDIDA

Unser Darm stellt einen wichtigen Teil unseres Immunsystems dar. In unserem Darm leben die verschiedensten Bakterien und Pilze in einem gesunden Verhältnis zusammen, man nennt das Symbiose. Das heißt, auch der heute so viel zitierte und ebenso viel umstrittene Hefepilz Candida (medizinische Bezeichnung Candida albicans) ist in der gesunden Darmflora enthalten. Andere Pilze und Bakterien halten ihn in Schach. Wenn unser Immunsystem in Ordnung ist, wird dieses Gleichgewicht aufrechterhalten. Wenn es aber geschwächt ist, ist das Gleichgewicht gestört. Wenn dieses Gleichgewicht nicht mehr vorhanden ist, kann sich der Pilz unverhältnismäßig stark vermehren.

Der Candida-Pilz braucht ein Milieu, in dem er sich wohl fühlt. Dazu braucht er Zucker. Doch selbst wenn der Candida-Pilz abstirbt, ist er noch gefährlich. Beim Zerfall wird ein Gift freigesetzt, das unser Immunsystem belastet.

Steven Rochlitz, ein amerikanischer Physiker und bekannter Kinesiologe, hat herausgefunden, dass dieser Stoff die Hirnintegration blockiert, indem es im Gehirn die Rezeptoren für bestimmte Überträgerstoffe stört. Die Verbindung zwischen rechter und linker Gehirnhälfte ist unterbrochen. Da helfen die Hirngymnastikübungen allein auch nicht weiter.

Auch hier gilt: Das gestörte Darmmilieu bedeutet ein Energieungleichgewicht in unserem Körper. Darum ist es auch möglich, eine Pilzbelastung über den Muskeltest festzustellen. Hierbei wird der Muskeltest in Verbindung mit verschiedenen Testsubstanzen eingesetzt. Durch eine spezielle Diät und Energiebalancen kann das natürliche Gleichgewicht wieder hergestellt werden.

Eine durch Candida oder andere Hefepilze aus dem Gleichgewicht geratene Darmflora ist außerdem ein wichtiger Faktor für die Entstehung von Allergien.

KAPITEL 5

## ALLERGIE UND KINESIOLOGIE

Allergien sind bei Kindern zur weitverbreiteten Krankheit geworden. Durch den ganzheitlichen Ansatz wird die Kinesiologie hier erfolgreich eingesetzt.

Was ist eigentlich eine Allergie? Einfach ausgedrückt handelt es sich um ein aus dem Gleichgewicht geratenes Immunsystem. Unser Immunsystem ist ein fein aufeinander abgestimmtes System verschiedener Zellen, die dafür sorgen, dass Bakterien und andere Fremdstoffe keinen Schaden anrichten. Es funktioniert wie eine Armee. Doch irgendwann wird dieses Gleichgewicht so gestört, dass sich die Abwehr plötzlich gegen harmlose Stoffe, denen man jahrelang ausgesetzt war, wie z. B. Hausstaub oder Blütenpollen, richtet.

Das Gleichgewicht unseres Immunsystems wird durch viele Faktoren gestört, z. B. genetische Veranlagung, Umweltgifte und Elektrosmog, unsere denaturierte Ernährung, Candida-Infektionen, Amalgam und nicht zuletzt durch emotionalen Stress.

Leider ist eine Allergie nicht immer auf den ersten Blick zu erkennen. Wenn ich Erdbeeren esse und darauf hin einen Ausschlag bekomme, weiß ich, dass ich auf Erdbeeren allergisch bin und kann sie aus meinem Speisezettel streichen. Viele Allergien sind aber versteckt, sogenannte maskierte Allergien. Sie können sich als Magen-Darm-Probleme, Herz-Kreislaufbeschwerden, zu hohen oder zu niedrigen Blutdruck, Depressionen oder Hyperaktivität, oder sogar als Bettnässen äußern. Ja es ist sogar so, dass man besonders nach den Dingen verlangt, gegen die man allergisch ist.

Am Beispiel Milch kann man dies sehr häufig beobachten. Die Milchallergie zeigt sich meist sehr früh durch Milchschorf oder Blähungen. Diesen Symptomen wird dann oft keine große Bedeutung geschenkt. Das Kind bekommt weiter die Milch und dem Körper bleibt nichts anderes übrig, als sich anzupassen. Die Symptome verschwinden. Mehr noch, die Anpassung geht so weit, dass man eine regelrechte »Sucht« nach dem Allergen, in diesem Falle Milch, entwickelt. Wenn nun aber andere Stressfaktoren hinzukommen, lässt die Anpassungsphase nach und der Körper reagiert nun mit Symptomen, die mit der auslösenden Milch nicht mehr in Verbindung gebracht werden. Und das Immunsystem wird jetzt auch mit anderen Substanzen nicht mehr fertig.

Es geht in einer kinesiologischen Allergie-Balance darum, die Energien wieder zum Fließen zu bringen, emotionale Blockaden aus Gegenwart und Vergangenheit zu lösen und damit die Selbstheilungskräfte und unser Immunsystem wieder zu stärken. Zusätzlich werden Nahrungsmittel und andere Substanzen ausgetestet.

*Nahrungsmittel, auf die häufig allergisch reagiert wird, sind Milch, Tomaten, Weizen, Eier, Fisch, Zitrusfrüchte, Sellerie, Nüsse und Schokolade.*

# ERNÄHRUNG, DIE MIR GUT TUT

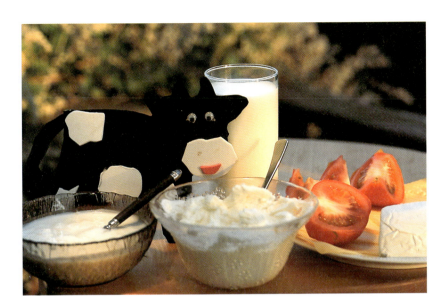

Hier ist allerdings genaues Testen erforderlich. Leider gibt es viele Kinesiologen, die Nahrungsmittel nur verbal abfragen. Hierbei erhält man aber Antworten, die zu sehr vom Glaubenssystem des Testers oder der getesteten Person beeinflusst werden.

### Fallbeispiel:

Monika und Sabine, zwei Beispiele für Bettnässen aufgrund einer Milchallergie. Beide Mädchen kamen mit ca. 10 – 12 Jahren zu uns. Beide waren in ihrem Leben noch nie trocken. Und beide konnten ohne ihr tägliches Glas Milch nicht leben. Nach zwei Wochen ohne Milch hörte das Bettnässen auf.

## FALSCHE ERNÄHRUNG ENTZIEHT ENERGIE

Wenn sich unsere Energien im Gleichgewicht befinden, kann unser Körper mit den vielen Einflüssen fertig werden. Wenn unser Organismus jedoch durch zu viele Stressfaktoren wie Umweltgifte, chemische Nahrungsmittelzusätze, Medikamente, Elektrosmog belastet wird, oder wenn noch Stress anderer Art wie psychische Probleme oder Ernährungsfehler dazukommen, wird das Abwehrsystem des Körpers geschwächt. Falsche Ernährung entzieht uns Energie. Wir werden müde und antriebslos und schieben diese Symptome vielleicht auf die viele Arbeit.

KAPITEL 5

## Cola, Limo und Co.

Es kommen immer mehr Kinder zu uns, für die Limo oder sogar Cola zum täglichen Getränk gehören. Cola ist nicht nur wegen des darin enthaltenen Koffeins und des Zuckers für Kinder und Erwachsene schädlich. Es enthält außerdem Phosphorsäuren, andere starke Säuren, Geschmacks-, Aroma- und Farbstoffe. Beim Kindercola fehlt nur das Koffein. Nicht viel besser sieht es mit der süßen Limonade aus.

Die natürlichsten Getränke sind Wasser und Tee, natürlich ungesüßt. In allen anderen Getränken befinden sich Anteile, die verdaut werden müssen. Der Körper betrachtet sie als Nahrungsmittel und nicht als Flüssigkeit. Aus diesem Grunde ist die tägliche Wasseraufnahme, die für die Nervenarbeit äußerst wichtig ist, oft zu gering.

## Alternativen statt Verbot

Versuchen Sie doch, Ihrem Kind die Zusammenhänge zu erklären. Oft sind Kinder einsichtiger, als Erwachsene glauben. Besprechen Sie mit Ihren Kindern gemeinsam mögliche Alternativen wie z. B. selbst gemachte Naschereien aus natürlichen Zusatzstoffen. Oder Sie schließen mit Ihren kleinen Klienten einen Vertrag ab, in dem sie sich bereit erklären, dreimal in der Woche auf Süßes zu verzichten.

Es hat keinen Sinn, Süßigkeiten einfach zu verbieten. Dann wird das Taschengeld dafür geopfert oder man holt sich seinen Bedarf eben bei den Schulkameraden.

Schwierig wird es in diesem Zusammenhang mit den Omas und Opas. Sie wollen ihre Enkel verwöhnen. Wir wissen aus Erfahrung, dass es sehr schwer ist, Großeltern zu überzeugen, dass sie ihren Lieblingen mit Süßigkeiten keinen Gefallen tun. Halten Sie doch einfach einmal eine Familienkonferenz ab, wo alle gemeinsam nach Lösungen suchen wie Bücher, Spiele oder kleine Zuschüsse für das Fahrrad zum Beispiel, als Ersatz für Schokolade.

## ENERGIE ZUFÜHREN

Ernährung, die gut tut, ist im kinesiologischen Sinne Ernährung, die uns Energie zuführt. Grundsätzlich ist zu sagen: möglichst wenig Fertignahrung, kein Zucker, Vollkorn anstatt Weißmehl, keine Konserven, viel frisches Obst und Gemüse, einfach kochen wie unsere Großmütter.

> Wenn die ganze Familie mitmacht, können Sie »zuckerfreie Tage« aushandeln.

# ERNÄHRUNG, DIE MIR GUT TUT

Machen Sie sich bewusst, dass heute in sehr vielen Nahrungsmitteln Chemie enthalten ist. Farb-, Aroma- und Konservierungsstoffe, Antischimmelmittel, Pestizidrückstände, um nur einige zu nennen. Nehmen wir z. B. den so beliebten Jogurt. Mit chemischen Zusätzen wird er cremig und fest gemacht. Wir sind täglich so vielen schädlichen Einflüssen ausgesetzt, dass man wenigstens Chemie dort meiden sollte, wo es möglich ist. Bei der Nahrung geht das noch am besten. Über den Muskeltest kann man herausfinden, ob es Bestandteile in unserer Ernährung gibt, die uns schwächen.

## Testen von Nahrungsmitteln

Es ist nicht nötig, alle Nahrungsmittel zu testen, die Sie bzw. Ihre Kinder zu sich nehmen. Wenn aber starke Müdigkeit, Nervosität, Konzentrationsstörungen usw. vorliegen, könnte es sein, dass der Körper ein bestimmtes Nahrungsmittel im Moment nicht toleriert.

Wir verwenden zum Testen von Nahrungsmitteln den seitlichen Deltamuskel, wobei der Arm nach vorn abgewinkelt ist. Hier ist der Hebelarm kürzer, das Testergebnis wird genauer. Wir stehen hinter der Person, die wir testen wollen. Eine Hand berührt den zu testenden Oberarm, die Hand liegt auf der gegenüberliegenden Schulter. Wir üben einen gleichmäßigen, festen Druck aus, Ihr Testpartner gleichzeitig einen Gegendruck.

Da es bei diesem Test sehr wichtig ist, dass wir richtige Ergebnisse bekommen, machen wir eine Gegenprobe, d. h. wir »zwicken« den Muskel, um zu sehen, ob er sich entspannen kann. Wenn der Muskel beim sofort darauf folgenden Nachtest nicht nachgibt, hat er zu viel Spannung, und das bedeutet dasselbe wie ein schwacher Muskel. Wiederholen Sie in diesem Falle die Test-

Der Arm bleibt angewinkelt und wird sofort nachgetestet.

### Der Test von Lebensmitteln ist kein Allergietest

Er soll Ihnen helfen, ein Gefühl dafür zu bekommen, was Ihnen gut tut, was also Energie liefert oder was Energie entzieht.
Bei einer Allergie überlassen Sie den Test einem Therapeuten. Um Allergien festzustellen, müssen spezielle Tests durchgeführt werden.
1. Test des seitlichen Deltamuskels
2. Beruhigen des Muskels durch Zwicken
3. Der Arm bleibt angewinkelt und wird sofort nachgetestet

vorbereitungen, oder versuchen Sie es mit dem anderen Arm. Wenn sich der Muskel nicht entspannen lässt, sind evtl. Testblockaden vorhanden, die ein erfahrener Kinesiologe feststellen kann. Er wird dann evtl. einen anderen Muskel verwenden. Bei Allergien oder Candida-Belastung besteht oft eine Blockade aller Muskeln.

Wenn Sie sich vergewissert haben, dass der Deltamuskel stark ist, lassen Sie die Testperson ein Nahrungsmittel in den Mund nehmen, aber nicht schlucken. Jetzt wiederholen Sie den Test. Wenn der Muskel jetzt nachgibt oder wenn er zwar stark ist, sich aber nicht entspannen lässt, bedeutet das, dieses Nahrungsmittel entzieht dem Körper Energie und sollte ca. 4 Wochen lang nicht gegessen werden. Dann testen Sie noch einmal. In den meisten Fällen wird das Nahrungsmittel jetzt wieder vertragen, sollte aber nicht täglich gegessen werden.

Wenn bei Ihrem Kind Schulprobleme vorliegen, wäre es sinnvoll, durch den Muskeltest festzustellen, ob die Nebennieren belastet sind. Vor allem, wenn viel Süßigkeiten gegessen werden, ist dieses Stressorgan überfordert. Das zeigt sich durch einen schwachen Muskel, wenn ein Stück Zucker auf der Zunge liegt. Leider ist dies schon bei sehr vielen Kindern der Fall.

Wenn Sie Schwierigkeiten haben, Ihr Kind für eine gesunde Ernährung zu erwärmen, könnte dieser Test vielleicht motivierend sein.

Es ist sehr eindrucksvoll, wie ein zuvor starker Muskel plötzlich schwach wird, wenn ein Stück Zucker auf der Zunge liegt. Vor allem kleine Sportler, Fußballspieler kann man so beeindrucken. Sie wollen ja »gut drauf« sein.

KAPITEL 6

# DIE GEFÜHLE
# IN BALANCE BRINGEN

Gedanken und Gefühle sind wichtige Mitgestalter unseres Lebens. Wir sollten mit ihnen umzugehen lernen.

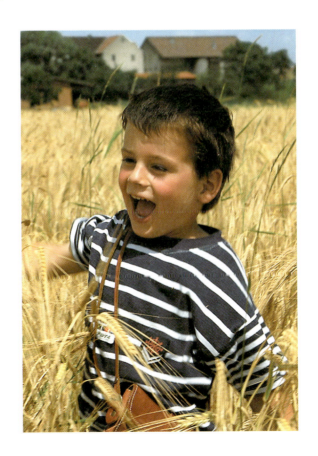

KAPITEL 6

## GEDANKEN UND GEFÜHLE BEEINFLUSSEN UNSER LEBEN

Wohlbefinden und Gesundheit (körperlich, geistig und seelisch) werden in hohem Maße von unseren Gedanken und Gefühlen bestimmt. Kann ich vertrauensvoll in die Zukunft sehen oder ist mein Blick durch Misstrauen und Selbstzweifel getrübt? Kann ich Liebe und Zärtlichkeit empfinden und weitergeben oder bin ich gehemmt und abweisend? Sehe ich nur das Schöne oder erwarte ich immer nur das Schlimmste? Warum ziehen manche Menschen das Pech geradezu an?

### ERFAHRUNGEN VON GESTERN WIRKEN AUF DAS HEUTE

Unsere Reaktionen, unser Fühlen und Handeln wird bestimmt durch Erfahrungen der Vergangenheit und dadurch, wie wir diese Erfahrungen bewerten. Angenommen, etwas passiert. Unser Glaubenssystem, also unser Ego, macht aus diesem Erlebnis eine negative oder positive Wahrnehmung. Wir sehen und hören nur das, was wir sehen und hören wollen. Wir kleben in unser Fotoalbum nur die Bilder, die wir anschauen können oder wollen, die anderen lassen wir einfach verschwinden. Denn die Aufgabe des Ego ist es, uns vor Angst, Schmerz und der Angst vor dem Schmerz zu bewahren.

Diese Auswahl und Bewertung der Erfahrungen geschieht in einem Teil unseres Gehirns, der Allgemeine Integrationszone (AIZ) genannt wird. Dieses Hirnareal befindet sich im hinteren Teil unserer dominanten Hirnhälfte. Bei den meisten Menschen ist das die linke. Hier ist auch das Sprachzentrum angesiedelt.

Die AIZ speichert alle Erfahrungen und Empfindungen und verbindet sie mit aktuellen Erlebnissen. Sie funktioniert wie ein Computer, der laufend hereinkommende Daten mit den bereits vorhandenen vergleicht. Sie haben das sicher schon erlebt. Wenn Sie z. B. während eines schönen Urlaubs eine Melodie hören, werden später jedes Mal, auch wenn inzwischen schon Jahre vergangen sind, beim Hören dieser Melodie die Bilder des Urlaubs vor Ihnen auf-

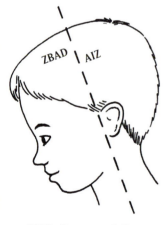

ZBAD Bewusste Informationsverarbeitung

AIZ Erinnerung — Verbindung mit Gefühlen

## DIE GEFÜHLE IN BALANCE BRINGEN

tauchen. Genauso kann es uns mit Gerüchen ergehen, bei denen wir augenblicklich z. B. an die Großmutter denken müssen.

In unserem Vorderhirn, und zwar in beiden Hälften, befindet sich das Gegenstück zur AIZ, die Zone für bewusstes assoziatives Denken (ZBAD). Und wie der Name schon sagt, handelt es sich hier um einen Bereich im Gehirn, wo bewusstes, logisches Denken stattfindet, unbeeinflusst von Gefühlen, Erinnerungen, Bewertungen und Vorurteilen.

Im Idealfall benutzen wir diesen Bereich, um angemessen zu handeln, zu reagieren und Entscheidungen zu treffen. Doch haben wir diesen Idealfall nur sehr selten. Meist haben wir, gerade wenn es besonders wichtig wäre, zu diesem Hirnbereich keinen Zugang. Emotionaler Stress unterbindet ihn. In einer Stresssituation reagieren wir mit dem Hinterhirn. Die AIZ ist aufs Überleben bedacht und ruft deshalb bei Stress ein uraltes Notprogramm auf, das Kampf- und Fluchtverhalten.

Der Stress unserer Vorfahren war die Begegnung mit dem berühmten Säbelzahntiger. Langes Nachdenken (mit dem ZBAD) wäre tödlich gewesen. Blitzschnelles Handeln war gefragt. Entweder kämpfen oder fliehen. Dazu mussten Energien bereitgestellt oder andere anders verteilt werden. Um dies zu bewerkstelligen, schüttet die Nebenniere Stresshormone aus, Adrenalin und viele andere, die sehr nützliche Auswirkungen haben:

Auch wenn inzwischen mehrere tausend Jahre vergangen sind, passiert in uns bei Stress immer noch dasselbe. Die Gefahr, heute einem Säbelzahntiger zu begegnen, ist vorbei. Aber dafür ist es vielleicht der Chef, der Lehrer, die Prüfung oder es sind die Kinder. Es gibt nur noch wenige Situationen, in denen

### Was passiert bei Stress?

– Die Blutversorgung konzentriert sich auf die Körperregionen, die man zum Wegrennen / Kämpfen braucht, also Arme, Beine, Herz und Lunge.
– Arterien verengen sich, das Herz schlägt schneller (Adrenalin-Ausstoß).
– Die Haut wird nur minimal durchblutet.
– Hände und Füße werden blass, kalt, schwitzen.
– Der Blutzucker steigt, um den Mehrbedarf an Energie zu decken.
– Die Pupillen sind erweitert.
– Die Verdauung ist gebremst.
– Die Rücken- und Nackenmuskeln sind gespannt.

# KAPITEL 6

dieses Notprogramm gebraucht wird. Im Straßenverkehr beispielsweise. Da müssen wir auch blitzschnell reagieren und können keine Zeit mit langem Nachdenken verlieren.

## DER »BLACK-OUT«

Eine Mutter kann lange Zeit vorbildlich, verständnisvoll und geduldig reagieren. Dann treten belastende Situationen auf, zuviel Arbeit im Beruf, der Haushalt, Streit, Geldprobleme, und irgendwann brennt die Sicherung durch. Die Hand rutscht aus wegen eines Verhaltens des Kindes, das sie im Normalfall vielleicht nicht einmal bemerkt hätte. Und schon Minuten später, wenn die Krise vorbei ist, tut es ihr Leid. Der bewusst denkende Bereich im Vorderhirn hat wieder die Kontrolle.

Der Schüler hat fleißig gelernt, es dürfte eigentlich nichts schief gehen. Aber kaum beginnt die Klassenarbeit, läuft dieser Mechanismus ab. Er kann sich an nichts mehr erinnern, selbst die einfachsten Formeln fallen ihm nicht mehr ein. Der berühmte Black-out. Nervosität, Schwitzen, Herzkopfen.

Aber im Gegensatz zu unseren Vorfahren können wir weder weglaufen, noch kämpfen. Die Stresshormone, die sich in unserem But angesammelt haben, können nicht abgebaut werden. Hält nun der Stress längere Zeit an oder kommen mehrere Stressfaktoren zusammen, werden wir uns irgendwann nicht mehr wohl fühlen oder sogar krank werden.

Im Alltag werden wir mit vielen Stresssituationen konfrontiert: am Arbeitsplatz die Probleme mit Kollegen oder Arbeitgeber, die schwierige Beziehung zwischen Partnern, zwischen Eltern und Kindern, der Verlust von geliebten Menschen oder des Arbeitsplatzes. Wir können den Krisen und Anforderungen nicht entgehen, aber wir können lernen, besser damit umzugehen.

## Gehirnknöpfe rubbeln — »Erste Hilfe« bei Stress

Eine sehr einfache Methode, schnell Stress abzubauen, ist das Massieren der Gehirnknöpfe. Wir haben sie schon als Testvorbereitung kennen gelernt. Die Gehirnknöpfe sind Akupunkturpunkte des Nieren-Meridians, der sehr viel mit Emotionen zu tun hat. Der Nieren-Meridian ist der Emotion »Angst« zugeordnet. »Das geht mir an die Nieren.« Durch das Massieren dieser Punkte wird der Energiefluss in diesem Meridian angeregt und die Rechts-Links-Koordination von Gehirn und Körper verbessert. Wir empfehlen daher, diese Punkte den

# DIE GEFÜHLE IN BALANCE BRINGEN

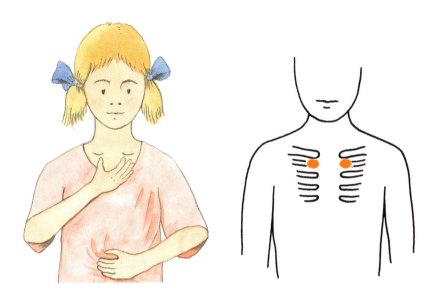

Gehirnknöpfe rubbeln

Kindern vor der Schule zu massieren, vor allem vor Klassenarbeiten, oder auch dem Geschäftsmann vor einer wichtigen Besprechung.

Die Punkte befinden sich ca. 2 cm rechts und links des Brustbeins, unterhalb des Schlüsselbeins. Sie werden mit Daumen und Zeigefinger einer Hand massiert, während die andere Hand auf dem Bauch liegt. Atmen Sie dabei ruhig in den Bauch.

## EIN ZIEL SETZEN

Wenn ich etwas erreichen möchte, muss ich zunächst einmal wissen: »Was will ich?« Die meisten Menschen, die zu uns kommen, klagen über Misserfolge im Beruf oder in der Beziehung, über Ängste, Depressionen, Frust und Schmerzen. Sie können sehr genau beschreiben, was sie bedrückt, was ihnen das Leben schwer macht. Wenn wir sie dann fragen: »Warum sind Sie zu mir gekommen?«, hören wir meist, dass sie ihre Schmerzen oder Ängste loswerden wollen, dass sie nicht mehr so unglücklich oder so schlecht in der Schule sein möchten. Sie wissen sehr genau, was sie nicht möchten. Auf die Frage, was sie denn stattdessen gerne möchten, fällt vielen nichts ein.

Wir fangen also zunächst einmal damit an, ein Ziel zu definieren. Wenn Sie traurig sind, fragen Sie sich: »Wie würde ich mich fühlen, wenn diese Traurigkeit weg wäre? Was ist das Gegenteil von meinem jetzigen Problem?« Wir suchen also ein positives Ziel.

# KAPITEL 6

Unser Gehirn »ignoriert« das Wort »NICHT«. Versuchen Sie es einmal: Denken Sie »NICHT« an einen violetten Elefanten! Nun, was tun Sie? Sie denken genau an diesen violetten Elefanten. Wenn es um Prüfungsangst geht, sagen Sie also nicht: »Ich will morgen in der Prüfung keine Angst haben«, sondern: »Ich bleibe ruhig und gelassen«. Übrigens sagen Sie zu Ihrem Kind vor der Klassenarbeit nicht: »Hab keine Angst!«, denn es hört nur das Wort »Angst«. Sagen Sie lieber: »Du schaffst es. Du bist gut.«

Wenn Sie Ärger mit einer anderen Person haben, hat es keinen Sinn, die Person zum Teufel zu wünschen, das wird an der Situation nichts ändern. Fragen Sie sich, ob es etwas gibt, was Sie in diesem Zusammenhang tun können. Vielleicht liegt es nur daran, dass Sie Angst haben, den ersten Schritt zu tun. Formulieren Sie daraus ein Ziel, z. B. »Ich kann auf Frau XY zugehen.« Aber auch in sehr schwierigen Beziehungen gibt es noch eine Möglichkeit. Versuchen Sie zu sagen: »Ich akzeptiere Frau XY, so wie sie ist.«

Das Ziel soll möglichst einfach formuliert sein, sodass es auch Ihr »inneres Kind« verstehen kann. Und formulieren Sie ihn nicht als Wunsch (Ich möchte stark sein!), sondern als Tatsache (Ich bin stark). Wenn Sie mit Ihrem Kind ein Ziel für die Prüfung oder für mehr Selbstvertrauen ausarbeiten, soll der Satz vom Kind selbst, mit seinen eigenen Worten, kommen. Es muss den Sinn nachempfinden können.

Mit dem sorgfältig ausgearbeiteten Ziel im Kopf gehen Sie dann an folgende Methoden für emotionalen Stressabbau. Oder denken Sie am Abend im Bett an Ihren Zielsatz. Nehmen Sie ihn mit in den Schlaf.

### Übung: Die positiven Punkte (siehe Seite 31)

Diese Übung haben wir bereits kennen gelernt. Sie kann uns helfen, Gefühle und Gedanken wieder in die Balance zu bringen. Es gibt aber noch weitere kinesiologische Übungen, um eine Balance der Gefühle und Gedanken herzustellen.

### Cook-Energie-Übung

Diese Übung ist für mehr Selbstwertgefühl und emotionale Zentriertheit. Sie bringt alle Akupunktur-Meridiane ins Gleichgewicht. Sie wirkt entspannend und verbessert die Atmung. Die Übung wird von Lehrern gerne mit allen Schülern zusammen gemacht, besonders wenn die Klasse unruhig und unkonzentriert ist. Sie können sie auch für sich anwenden, wenn Sie nervös und angespannt sind, wenn die Gedanken sich nicht mehr abstellen lassen oder bei emotionalem Stress.

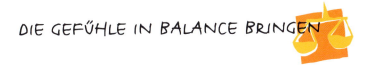
# DIE GEFÜHLE IN BALANCE BRINGEN

**Teil 1:** Ein Fuß wird auf das Knie gelegt. Die gegenüberliegende Hand umfasst das Fußgelenk. Die andere Hand umfasst den Ballen. Augen schließen, tief atmen. Beim Einatmen liegt die Zunge am Gaumen, hinter den Schneidezähnen, beim Ausatmen wird sie losgelassen.

**Teil 2:** Beim zweiten Teil der Übung werden Arme und Beine entkreuzt. Die Fingerspitzen beider Hände berühren sich. Ein bis zwei Minuten tief weiteratmen.

## BLOCKADEN DER VERGANGENHEIT BESTIMMEN UNSER VERHALTEN

Ob wir lieber kämpfen oder fliehen, hängt mit unseren Erfahrungen zusammen. Wenn mein Ego einmal zu dem Schluss gekommen ist, man kommt besser durchs Leben, wenn man still und bescheiden ist, sich zurückzieht und auf keinen Fall auffällt, werde ich dieses Muster immer dann anwenden, wenn es nötig erscheint, Angst oder Schmerz zu vermeiden.

Ein anderer hat die Erfahrung gemacht, dass es besser ist zu schreien und anzugreifen. Aber ob kämpfen oder fliehen, beides geschieht ohne unsere

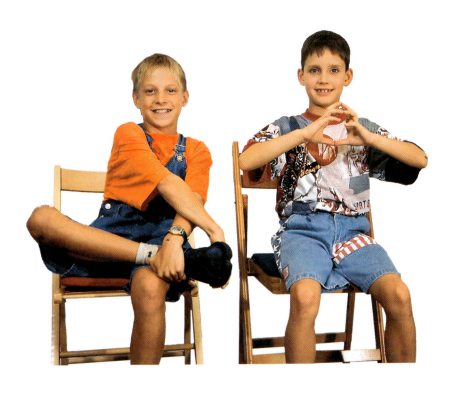

freie, bewusste Entscheidung. Unbewusste Glaubenssätze wie »Ich werde von allen abgelehnt«, »Man kann niemandem vertrauen«, »Alle Männer sind schlecht« usw. bestimmen unser Verhalten. Wenn wir nun in eine Situation geraten, werden in unserem Hirn die jetzigen mit den vergangenen Erfahrungen verglichen, und wir reagieren nach alten eingespeicherten Mustern und Programmen, auch wenn diese der Situation nicht mehr entsprechen. Um eine Wahl zu haben, müssen diese alten Programme und Muster gelöscht werden, nach denen wir unbewusst immer wieder handeln.

Wir haben in der Vergangenheit unbewusst den Ereignissen die Macht gegeben, uns zu blockieren. Wenn wir beim Beispiel des Computers bleiben, könnte man sagen, durch die Veränderung der Situation in der Vergangenheit programmieren wir das Programm neu. Wir geben unserem Gehirn neue Informationen, auf die es zurückgreifen kann. Indem wir die Wahrnehmung in der Vergangenheit verändern, ändern wir die Reaktionen für die Zukunft, wir schaffen uns wieder eine Wahlmöglichkeit.

## AUFLÖSEN VON BLOCKADEN AUS DER VERGANGENHEIT

Wenn ein Erlebnis Sie nicht loslässt, wenn die Gedanken immer wieder um eine Sache kreisen, die schon lange vorbei ist, wenn Sie sich immer noch darüber ärgern, wie Sie in einer bestimmten Situation reagiert haben, können Sie die positiven Punkte in der beschriebenen Art und Weise anwenden. Ändern Sie einfach das Erlebnis so um, wie Sie es gerne gehabt hätten.

Um tief liegende emotionale Blockaden zu lösen, ist es wichtig, die in der Kindheit entstandenen Muster zu finden. In einer kinesiologischen Einzelsitzung wird über den Muskeltest herausgefunden, wann die Blockaden entstanden sind und welche Einstellungen und Gefühle damals dominierten. Meist sind mehrere Erlebnisse für die heutigen Probleme oder Verhaltensweisen verantwortlich.

In der Methode »Tools of the Trade« wird über eine Liste von Schlüsselwörtern, das sog. Verhaltensbarometer, die für das gegenwärtige Problem verantwortliche Emotion wie z. B. Angst, Zorn oder Enttäuschung ermittelt. Oft wird dem Klienten schon bei der Nennung dieser Emotion einiges klar, das er bisher immer erfolgreich verdrängt hat. Dann wird über den Muskeltest das Alter der Ursache, also das Alter, in dem das Verhaltensmuster oder die Blockade entstand, herausgefunden. Der Muskel wird bei der Nennung des entsprechenden Alters schwach, auch wenn wir uns bewusst nicht mehr erinnern

# DIE GEFÜHLE IN BALANCE BRINGEN

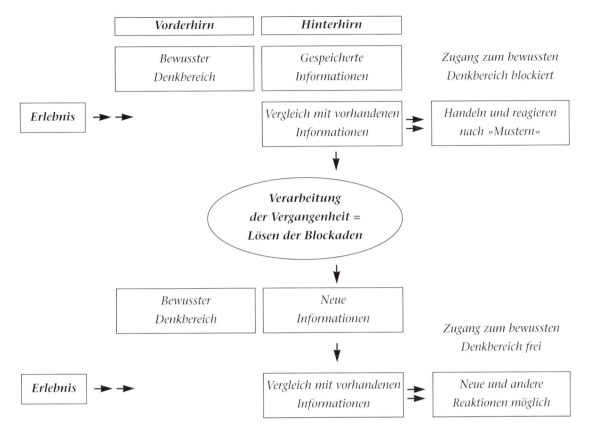

können. Unser Gehirn hat ja alles gespeichert. Durch das Schlüsselwort und das Ursachenalter tauchen meist Erinnerungen und Erlebnisse wieder auf und rufen oft auch die damals vorherrschenden Gefühle wieder wach. Mit ESR und anderen Techniken wird dann der Stress von damals abgelöst. Und das Wunderbare an dieser Arbeit ist, dass sich nur Erinnerungen zeigen, die reif sind, verarbeitet zu werden.

Das hört sich unglaublich einfach an und ist es auch. Allerdings braucht man Erfahrung und viel Einfühlungsvermögen, um den Klienten richtig führen und ihm bei der Umwandlung seiner Gefühle helfen zu können.

### Blockierte Gefühle / Fallbeispiel: Markus F., 12 Jahre

Markus kann abends nicht allein bleiben. Er hat Schwierigkeiten, Freunde zu finden. In der Schule ist er gut, versagt aber regelmäßig bei Arbeiten. Er will alles besonders gut machen. Er weint schnell, wenn etwas nicht klappt.

In der Altersrückführung taucht das erste Lebensjahr auf. Bei der Auflösung fängt Markus an zu schwitzen und wird hochrot. Er kann sich natürlich nicht erinnern. Seiner Mutter fällt ein, dass er in diesem Alter mit schweren Fieberkrämpfen ins Krankenhaus musste. Sein Körper »erinnerte« sich sehr deutlich und rief die gleichen Symptome und Gefühle wieder hervor, zusammen mit der Angst, die er damals, allein gelassen im Krankenhaus, empfand. Die Angst wurde mit Farbsymbolik aufgelöst.

Eine weitere Blockade zeigte sich mit sechs Jahren, im ersten Schuljahr. Er konnte sich sehr lebhaft an die ersten Leseversuche erinnern. Die Klasse lachte laut. Er holte sich in seiner Vorstellung einen Zauberer, der ihn größer und stärker als alle anderen Kinder machte und der dafür sorgte, dass er fließend vorlesen konnte. Die anderen Kinder bewunderten ihn.

Schon nach der ersten Sitzung konnte die Mutter Veränderungen feststellen. Sein weinerliches Verhalten hörte auf, er wurde selbstsicherer. Inzwischen hat er Freunde gefunden und behält bei Klassenarbeiten die Nerven. Er rubbelt vor jeder Arbeit die Hirnpunkte und macht regelmäßig die Überkreuzübungen.

KAPITEL 7

# GEISTIG FIT UND VOLLER POWER

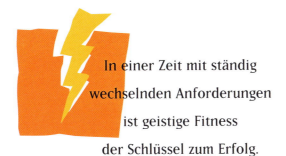

In einer Zeit mit ständig wechselnden Anforderungen ist geistige Fitness der Schlüssel zum Erfolg.

KAPITEL 7

## PROGRAMM FÜR VITALITÄT UND GEISTIGE FITNESS

Wir leben in einer Zeit der Zerstreuung. Viele Menschen, auch unsere Kinder, sind oft zerfahren, abgespannt, ohne Energie.

»Paul kann sich immer schlechter konzentrieren, weniger sammeln. Er denkt an alles Mögliche, kann sich aber nur sehr schwer auf eine Sache einlassen. Seine Spontanität lässt nach. Vielleicht blockieren ihn das Fernsehprogramm und all die Eindrücke von der Straße.« — Diese Beschreibung eines Kindes ist vielen Eltern vertraut.

### EIN PROBLEM UNSERER ZEIT

Viele Menschen in der heutigen Zeit vernachlässigen das Nachdenken. Sie lassen sich vom Fernsehen und anderen Menschen vordenken. Sie konsumieren also Gedanken. Sie sind dann geistig nicht in Form. Es fehlt das Denk- bzw. Gehirntraining.

Mit unserem Kopf ist das wie mit unserem Körper: Übung macht den Meister. Wir müssen Kopf und Körper ständig trainieren, sonst werden wir steif und schwach. Wenn unser Gehirn untätig ist, nicht ins »Schwitzen gerät«, verkümmern unsere Denkmuskeln. Es fehlt uns und unseren Kindern dann die geistige Kondition, die Mindfitness.

Doch gerade heute, wo sich alles so schnell verändert und die Anforderungen an alle steigen, müssen wir flexibel, nicht festgefahren sein, sollten wir neue Ideen entwickeln, »spinnen«, kreativ sein und geistig wirkungsvoll arbeiten und lernen können.

Oft langweilen sich unsere Kinder, weil sie ihren Kopf nicht beanspruchen wollen. Sie wollen die Nüsse bereits geknackt haben und nicht geistige Nüsse selbst knacken. Wo ist die Freude an der eigenen Kreativität und am Herumexperimentieren geblieben?

Lassen Sie Ihrem Kind Zeit zum Denken und Träumen, zum Entwickeln von Vorstellungen, zum Innehalten. Nur so wird es geistig fit. Und Mindfitness ist heute und in Zukunft wichtiger denn je.

---

*Kinesiologie kann uns helfen, dass unsere Kinder (und auch wir) geistig fit bleiben und werden, aber nur durch ständiges Üben, durch tägliches Training.*

# GEISTIG FIT UND VOLLER POWER

Geistige Fitness ist aber nicht nur Gehirn-Trimming. Sie hängt auch von unserer Körperfitness und unserer Energiebalance ab. Im Folgenden stellen wir Ihnen Übungen vor, die Sie mit Ihrem Kind, aber auch jeder alleine, durchführen können. Machen Sie sich ein Übungsprogramm, das Sie dann jeden Tag durchführen.

## KÖRPERFITNESS

Amerikanische Wissenschaftler haben kürzlich bewiesen, dass regelmäßiges Körper- bzw. Muskeltraining auch die Denkleistung fördert, nicht zuletzt, weil die Gehirndurchblutung gebessert wird. Im folgenden einige Körperfitness-Übungen.

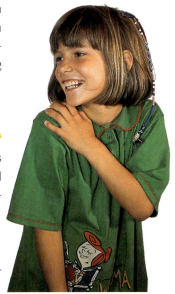

### Die Eule (Schulter- und Nackenbefreiung)

Ein freier Nacken ist die Voraussetzung für Denken und Lernen. Eine verspannte Schulter- und Nackenmuskulatur schränkt die Beweglichkeit ein.

Das blockiert die Blutzirkulation und Energiezufuhr zum Gehirn. Das Dehnen der Schulter- und Nackenmuskeln verbessert die Hand-Augen-Koordination und wirkt sich dadurch positiv auf die Lese- und Schreibfertigkeit sowie auf das Hörverstehen aus.

**So geht die Übung:** Mit einer Hand wird der Trapezius-Muskel mit festem Griff gehalten. Dann wird eingeatmet und der Kopf langsam in die Richtung der gehaltenen Schulter gedreht, das Kinn bleibt dabei gerade. Langsam wieder zurückdrehen und noch ein- oder zweimal wiederholen, wobei der Radius jedes Mal etwas vergrößert wird. Dann das Ganze zur anderen

---

### Für unsere Körperfitness sollten wir...

– ... uns körperlich bewegen, wenn sich die Muskeln vom Stillsitzen und vom angespannten Aufmerksamsein, vom Sitzen in der Schule oder bei den Hausaufgaben verkrampft haben
– ... gezielt Muskeln anspannen und entspannen, z. B. im Schulter- und Nackenbereich, bei der Wirbelsäule
– ... unsere Atmung fördern, damit wir wieder mehr Sauerstoff bekommen und der Körper sich entspannt.
Daher sollte man bei diesen Übungen auch das Fenster öffnen.

# KAPITEL 7

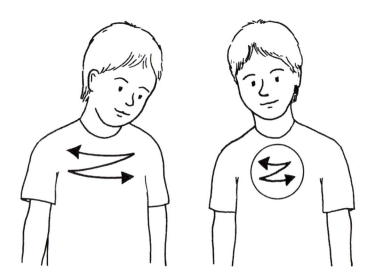

Nackenrollen

Richtung wiederholen, wobei nun die andere Schulter gehalten wird. Um ein Atemanhalten zu vermeiden, empfiehlt es sich, in der Ausgangsstellung einzuatmen und beim Drehen des Kopfes auszuatmen. Zum Schluss wird beim Ausatmen das Kinn nach vorne geneigt, um die Nackenmuskeln zu entspannen.

Kleinen Kindern erzählen wir von der Beweglichkeit der Eule und verbinden das Ausatmen mit ihrem Laut.

## Nackenrollen

Verspannungen im Nacken sind häufig die Folge von zu viel Sprechen und Denken. Durch das Nackenrollen lockert sich die Muskulatur und geistige Aktivitäten können stressfrei und wirkungsvoller durchgeführt werden.

**So geht die Übung:** Atmen Sie tief ein und aus und entspannen Sie dabei Ihre Schultern.

Neigen Sie zuerst Ihren Kopf nach vorne, schließen Sie die Augen und beginnen Sie jetzt, Ihren Kopf leicht und langsam hin und her zu bewegen (mindestens dreimal).

Gehen Sie Ihre verspannten Stellen am Kopf nacheinander bewusst durch, entspannen Sie diese, atmen Sie tief durch und machen Sie bei Konzentration auf die Nase kleine Kreisbewegungen mit aufrechtem Kopf.

## Der Schwerkraftgleiter (Der Baum)

Man kreuzt bei den Fußgelenken einen Fuß über den anderen und stellt in dieser Position sein Gleichgewicht her.

# GEISTIG FIT UND VOLLER POWER

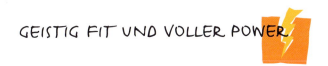

Wir benützen bei dieser Übung gerne die Vorstellung eines Baumes. Beim Einatmen werden die Arme angehoben (Zweige).

Beim Ausatmen stellt man sich vor, wie der Wind den Baum sanft nach vorn biegt und lässt den Oberkörper sanft nach vorn fallen und auspendeln.

Dann kommt der Wind aus anderen Richtungen. (Der Körper biegt sich seitlich nach vorn). Dann weden die gekreuzten Füße gewechselt und das Ganze wird wiederholt.

## Armaktivierung

Mit dieser Übung lassen sich Schulter- und Armmuskulatur entspannen und koordinieren.
Dadurch wird der Kopf frei, eventuell lassen sich Kopfschmerzen vermeiden, und das Schreiben und Malen fällt leichter.

**So geht die Übung:** Heben Sie den rechten Arm gerade und lang gestreckt nach oben.

Legen Sie die linke Hand oberhalb der rechten Schulter auf den Armmuskel.

Atmen Sie langsam und leicht durch den Mund aus. Dabei drücken Sie für ca. 8 Sekunden den rechten Arm gegen Ihre linke Hand nach vorne. Dann den Druck nachlassen und tief einatmen.

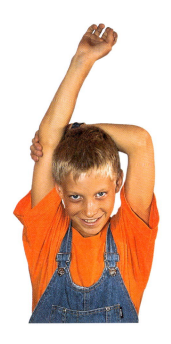

Drücken Sie jetzt beim Ausatmen mit der linken Hand in Richtung Ohr, seitlich nach außen und nach hinten.

Machen Sie das Ganze auch mit dem anderen Arm.

### Nilpferd

Nach langem Sitzen bringt diese Übung die Wirbelsäule in Schwung. Auch Kinder sitzen schon viel zu lange. Die Übung steigert die Lebenskraft und balanciert den Schultergürtel. Die Muskeln werden wieder locker, z. B. nach schwerem Tragen von Schulsachen.

**So geht die Übung:** Die Beine stehen hüftbreit auseinander, die Füße gerade nach vorne. Die Knie sind leicht gebeugt. Die gestreckten Arme werden abwechselnd von vorne und nach hinten bewegt, sie bilden jeweils mit den Schultern eine Linie. Sinnvoll ist, dass während der Armbewegung eine Spannung bis in die Fingerspitzen zu spüren ist und die Knie leicht federn. Die Vorwärts- und Rückwärtsbewegung 20- bis 30-mal wiederholen.

### Mit den Armen kreisen

Diese Übung verbessert die Atmung und bringt Sauerstoff in die Zellen. Durch das zügige Armekreisen entsteht auch Dynamik, Mut und Entschlossenheit, Angst kann weichen.

**So geht die Übung:** Die Füße stehen hüftbreit auseinander, die Knie sind locker. Jetzt mit beiden Armen gleichzeitig von vorne nach oben und über den Kopf nach hinten kreisen. Die Ellbogen bleiben dabei durchgestreckt.

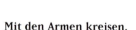

Mit den Armen kreisen.

## Geistige Powerübungen

Hierbei handelt es sich um Übungen aus der Educational-Kinesiologie zur Energiemobilisierung, zur Gehirnaktivierung und zur Spannungs- und Entspannungsbalance.

Es ist empfehlenswert, alle Übungen einmal »durchzuturnen« und sich dann ein kleines individuelles Programm aus ein bis drei Übungen zusammenzustellen.

Die ausgewählten Übungen sollten Sie bzw. Ihr Kind dann aber über einen Zeitraum aktiv trainieren. Um den gewünschten Nutzen zu erzielen, genügt es nicht, sie nur einmal kurz durchzumachen oder sie nur halbherzig zu turnen.

# GEISTIG FIT UND VOLLER POWER

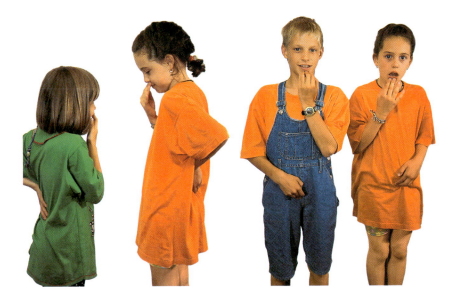

### Die Erdpunkte
Die Erdpunkte sind die Anfangs- und Endpunkte des Zentralgefäßes. Bei geistiger Anstrengung machen sie wieder fit und stärken das Selbstbewusstsein.

Eine Hand ruht auf der Oberkante des Schambeins, die andere unterhalb der Unterlippe. Die Punkte werden 30 Sekunden oder länger gehalten. Dabei wird tief geatmet. Dann werden die Hände gewechselt.

### Die Raumpunkte
Dies sind die Anfangs- und Endpunkte des Gouverneursgefäßes, das vom Steißbein über die Wirbelsäule und den Kopf zur Oberlippe läuft.

Eine Hand berührt das Steißbein, die andere massiert die Mitte der Oberlippe. Durch Halten dieser Punkte wird eine Energiemobilisierung ausgelöst, die sich auf den ganzen Körper, also auch unser Gehirn, auswirkt. Dadurch kann die Aufmerksamkeit und Motivation verbessert werden.

### Die Denkmütze
Die Denkmütze ist eine Ohrenmassage und gehört zu den Energieübungen. Im Ohr befinden sich ca. 200 Akupunkturpunkte, d. h. wir stimulieren mit dieser Übung nicht nur die Ohr-, sondern alle Körperenergien. Besonders bei Konzentrationsproblemen und Müdigkeit wirkt diese Massage schnell und sicher.

Vor einem Diktat sollte die Denkmütze unbedingt zum Übungsprogramm gehören.

# KAPITEL 7

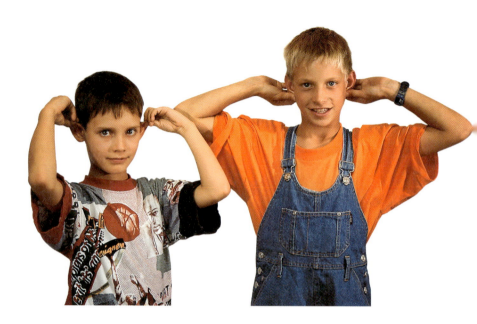

**So wird's gemacht:** Man nimmt Daumen und Zeigefinger, um die eingerollten Ränder der Ohren nach außen zu ziehen, als wolle man sie glattziehen. Von der Ohrmitte aus wird dann in Richtung Ohrspitze massiert und anschließend dasselbe wiederholt, aber jetzt etwas weiter unten, so lange bis das ganze Ohr bis zum Ohrläppchen durchgeknetet ist.

Nach einer gelungenen Ohrmassage sind die Ohren gut durchblutet, rot und warm. Manche sind an den Ohren sehr empfindlich. In diesem Fall wird die Massage sanft und behutsam ausgeführt.

### Energiegähnen

Die Mund- und Kieferregion besitzt ca. 50 % Anteil an der Repräsentanz im Gehirn. Das Aktivieren bzw. Massieren dieser Regionen wirkt sich auf das Gehirn aus. So verbindet es z. B. die linke und rechte Gehirnhälfte oder entspannt die Augen nach anstrengendem Lesen und Schauen, indem ihre Befeuchtung angeregt wird. Auch die Kreativität wird gefördert.

**So geht die Übung:** Gähnen Sie kräftig und drücken Sie dabei mit Ihren Fingerspitzen beider Hände auf die angespannten Stellen an den Wangen, die über den hinteren Backenzähnen liegen. Massieren Sie entlang der Kaumuskulatur vom Ober- zum Unterkiefer. Dabei geben Sie ein tiefes, entspannendes Gähnen von sich. So können Sie alle Verspannungen wegstreichen. Machen Sie diese Übung mindesten dreimal.

# GEISTIG FIT UND VOLLER POWER

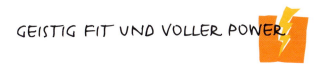

## Energetisieren

Durch diese Übung wird die Spannkraft der Rückenmuskeln gestärkt und die Wirbelsäule gelockert, beweglicher und elastischer. Gerade nach langem Sitzen ist das wichtig. Auch die Konzentration und Aufmerksamkeit lässt sich damit verbessern. Die Übung ist hilfreich, wenn Sie lange am Schreibtisch bzw. Computer gearbeitet haben.

**So geht die Übung:** Die Stirn zwischen die Hände auf die Tischplatte legen, während das Kind auf einem Stuhl sitzt und ausatmet.

Jetzt tief einatmen und dabei den Kopf, den Nacken und schließlich den Rücken ganz aufrichten. Bauch und Arme sind dabei entspannt.

Jetzt wieder ausatmen, das Kinn zur Brust ziehen, dann den Kopf wieder auf die Tischplatte sinken lassen. Dabei wird der Nacken länger.

Der Kopf bleibt entspannt auf dem Tisch liegen, dabei tief aus- und einatmen.

Die Übung mindestens dreimal wiederholen.

## Zauberpunkt drücken

Diese Übung hilft Ihnen oder Ihrem Kind, wenn es Ihnen körperlich nicht gut geht oder wenn die Sucht nach Süßem überwunden werden soll. Dadurch erhält man mehr Energie und Durchhaltevermögen.

**So geht die Übung:** Lege zwei Finger der linken Hand auf die Innenseite des rechten Handgelenks. Massiere diesen Punkt sanft, ca. 2–4 Minuten lang und mindestens 2-mal täglich.

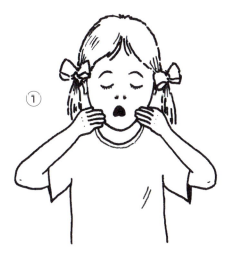

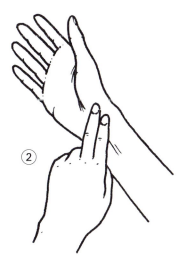

① Energiegähnen

② Zauberpunkt drücken

### Ärger und Ängste loslassen

Nach den Überkreuzbewegungen, die Sie zur Verbesserung der Gehirnintegration und zur Balance z. B. von emotionalen Schwankungen gemacht haben, streichen Sie bzw. Ihr Kind Ihren Körper von oben nach unten 2- bis 3-mal aus. Stellen Sie sich dabei vor, dass Sie schlechte Träume, Ärger, Ängste, emotional Belastendes, Wut oder Trauer wegstreichen und diese in wunderschöne Blumen, in tolle Schmetterlinge, in geliebte Dinge oder einen schönen »Rückzugsort« verwandeln.

**Gehen Sie mit Ihrem Kind auf folgende Fantasiereise:** Stelle dir vor, dass du ein Baum bist, der sich seinen Lebenssaft durch die Wurzeln (Füße) aus der Erde holt. Diese Energie steigt über den Stamm bis zu den Zweigen und Blättern hoch. Genauso holst auch du deine Kraft aus den Wurzeln und lässt diese hochsteigen, durch den ganzen Körper. Benutze bei diesem Gedanken der Energieversorgung deine Hände, in dem du mit diesen von der Erde, über die Zehen, die Beine und hoch bis zum Kopf die Energie hochstreichst.

Es gibt eine Fülle von möglichen Übungen, sich geistig fit und powervoll zu halten. Wichtig ist jedoch: nicht nur lesen, sondern üben, üben, tun.

KAPITEL 8

# ERFOLGREICHER UND WIRKSAMER LERNEN

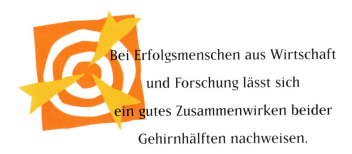

Bei Erfolgsmenschen aus Wirtschaft und Forschung lässt sich ein gutes Zusammenwirken beider Gehirnhälften nachweisen.

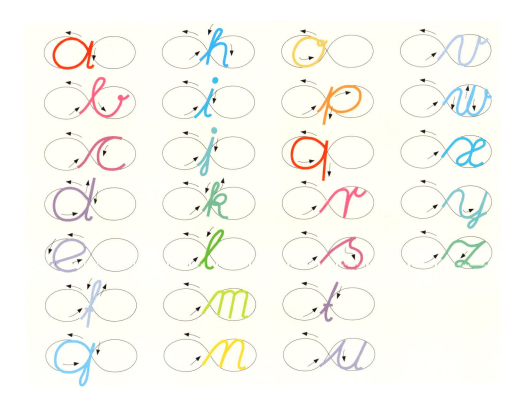

KAPITEL 8

# KINESIOLOGIE FÜR UNTERRICHT UND HAUSAUFGABEN

Lernen wird immer schwieriger. Einflüsse wie Lärm, Fernsehen, Stress, geistige Zerstreuung, Bewegungsmangel, aber auch die z. T. überholten pädagogischen Praktiken machen für Kinder das Zurechtfinden und Lernen wenig attraktiv. Lustlosigkeit, mangelnder Lerneifer und auch Druck machen sich breit. Lern- und Schulschwierigkeiten sind nicht selten.

Sie möchten sicherlich keinen Druck auf Ihr Kind ausüben, es quälen. Sie wollen aber wohl sein »Bestes«, d. h. ein psychisch gesundes Kind, das auf Leistungsanforderungen nicht mit Kopf- und Magenschmerzen bzw. mit Resignation reagiert.

## KINESIOLOGISCHE LERN- UND BEHALTHILFEN

Lernen sollte heute mehr sein als Auswendiglernen, Gelerntes behalten und wieder »herunterbeten«. Der Lern- und Schulalltag sollte nicht noch grauer und belastender werden. Hier will und kann die Kinesiologie und speziell die Edu-Kinesiologie helfen.

## GEBOTE FÜR ERFOLGREICHES LERNEN UND BEHALTEN:

1. Mit dem ganzen Gehirn lernen
2. Gefühlsmäßig und körperlich einstimmen
3. Entspannen und sich geistig zentrieren
4. Lernbarrieren vermeiden und abbauen
5. Konzentrieren und geistig fit machen
6. Besser behalten, sein Gedächtnis trainieren
7. Pausen bringen neue Energien
8. Vitalstoffreich ernähren

# ERFOLGREICHER UND WIRKSAMER LERNEN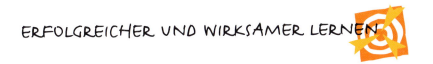

> **Kinesiologie kann dazu beitragen, dass...**
> - ... die Zusammenarbeit der rechten und linken Gehirnhälfte gefördert wird.
> - ... das ganze Gehirn, die elektrischen und biochemischen Vorgänge aktiviert werden.
> - ... das vegetative Nervensystem positiv beeinflusst wird und dadurch Wohlbefinden und Entspannung verbessert und Spannungszustände z. B. der Muskulatur beseitigt werden.
> - ... Blockaden, Angst und Stress abgebaut und Motivation sowie die Lust am Lernen gesteigert werden.
> - ... körperliche und geistige Fitness verbessert werden.
>
> Damit trägt Kinesiologie wesentlich zu einer Verbesserung der Basis für konkrete Lernleistungen, für eine ganzheitliche Wissensaneignung und Erkenntnisfähigkeit bei. Sie fördert primär die Schlüsselfähigkeiten für das Lernen (z. B. Aufmerksamkeit, Konzentration, Wahrnehmung, Behalten, Energiebalance und entspanntes Lernen).

Im Folgenden wollen wir Ihnen einige Gedanken und Übungen zu den acht Geboten für ein erfolgreiches und wirkungsvolleres Lernen und Behalten durch kinesiologische Aktivitäten vorstellen.

## 1. GEBOT: WIR LERNEN MIT DEM GANZEN GEHIRN

Was kann Ihr Kind mit dem Physiker Albert Einstein, mit Wolfgang Amadeus Mozart, der Nobelpreisträgerin Marie Curie oder dem Amerikanischen Erfolgsmanager Jacocea gemeinsam haben? Bei diesen Erfolgsmenschen hat man ein gutes Zusammenwirken der beiden Gehirnhälften nachgewiesen. Hieraus rührten Fähigkeiten wie bildhaftes Erkennen, ganzheitliches Wahrnehmen, intuitives Denken und das Nutzen von vielen Potentialen, von unbewussten Kraftquellen. Die Kooperation im Kopf verbessert auch die Denk-, Lern- und Behaltfähigkeit, die geistige Fitness.

Eine wichtige Säule der Kinesiologie ist die Edu-Kinesthetik. Hier geht es um die Verbesserung der Lernfähigkeit durch die Integration der beiden Hirnhälften, das heißt, um die Verbindung von rechter und linker Hirnhälfte.

# KAPITEL 8

> **Unser Gehirn besteht aus zwei Teilen:**
> 
> *Die linke Hirnhälfte ist die rationale, mathematisch denkende Hälfte. Hier sitzt auch das Sprachzentrum. Die rechte Hälfte dagegen ist mehr gefühlsorientiert, kreativ, ganzheitlich, bildhaft.*
>
> | **Links-Logik** | **Rechts-Gefühl** |
> |---|---|
> | *logisch, mental* | *intuitiv* |
> | *rational* | *emotional* |
> | *Analyse* | *Synthese* |
> | *objektiv* | *künstlerisch* |
> | *braucht Ordnung* | *subjektiv* |
> | *Planung* | *extrovertiert* |
> | *liebt Zahlen, Formeln* | *fließend und spontan* |
> | *sprachorientiert* | *simultanes Denken* |
> | *bevorzugt reden und schreiben* | *Bilder, malen und zeichnen* |
> | *zielbewusst* | *gefühlsorientiert* |
> | *kontrolliert Gefühle* | *kein Zeitgefühl* |

Die beiden Teile sind durch ein Bündel von Nervenfasern, dem Corpus callosum, verbunden.

Zum Lernen von Neuem benötigen wir beide Hirnhälften. Denken Sie einmal daran, wie Sie Autofahren gelernt haben. Anfangs haben Sie nur die linke Hirnhälfte benutzt. Sie gingen analytisch vor. Den rechten Fuß auf das Gaspedal, den linken auf die Kupplung, Gang einlegen, schalten usw. Schritt für Schritt musste alles geübt werden. Heute setzen Sie sich hinter das Steuer und fahren einfach los. Die Tätigkeit ist jetzt automatisiert, Sie fahren nach Gefühl, also mit der rechten Hirnhälfte. Ihre linke ist wieder frei für neue, analytisch zu lernende Aufgaben.

Ebenso ergeht es dem Schüler, der ein neues Wort erlernt. Er sollte fähig sein, einzelne Buchstaben (linke Seite), aber auch ganze Worte (rechte Seite) zu erkennen.

Unter Stress schaltet die Verbindung ab, und man benutzt nur noch die Hälfte seiner Kapazität. Meist ist dies die linke Seite, die dann natürlich für neu zu Lernendes blockiert ist. Deshalb ist der Abbau von Stress die wichtigste Voraussetzung für Lernen, egal in welchem Lebensbereich.

# ERFOLGREICHER UND WIRKSAMER LERNEN

Die beste Stressabbaumethode ist Bewegung. Durch Bewegung werden Stresshormone aus dem Körper ausgeschieden und Endorphine, »Wohlfühlhormone«, gebildet. Laufen, Tanzen, Fußballspielen – wichtig ist nur, dass die Bewegung nicht wieder zum Stress wird. Also Laufen ohne Stoppuhr, Fußballspielen ohne Trainerdruck.

Durch Fernsehen und Computer leiden heute viele Kinder unter Bewegungsmangel. Kinesiologie ist eine Möglichkeit, Stress abzubauen und durch gezielte Übungen auf die Hirnintegration einzuwirken.

## Bewegung ist das Tor zum Lernen

Kinesiologie ist die Lehre von den Bewegungen der Muskeln. Bewegung und Beweglichkeit durchzieht alle Bereiche der Kinesiologie, egal ob es um die Muskulatur selbst geht, wie in der angewandten Kinesiologie, um die Balance der Körperenergien oder um das Lernen.

Lernen ist nur möglich durch Bewegung. Der Mensch durchläuft in seiner Entwicklung verschiedene Stufen: von den ersten Reflexen wie Greifen oder Loslassen zu den einseitigen (homolateralen) Kriechbewegungen des

### Wie zeigt sich die fehlende Hirnintegration?

*Es gibt Hinweise, die auch einem Laien zeigen, ob eine mangelnde Hirnintegration vorliegt. Beispiele:*
- *Die Buchstaben b und d werden verwechselt, der Schüler liest »ie« anstatt »ei« oder Zahlen werden verwechselt z. B. 79 anstatt 97.*
- *Die Schrift wird zur Mitte oder nach der Mitte unsicher/unregelmäßig.*
- *Fehler treten mehr in einer Hälfte der Zeile auf.*
- *Das Lesen ist stockend; Worte werden als Ganzes nicht erkannt, sondern buchstabiert.*
- *Der Sinn des Gelesenen wird nicht verstanden.*
- *Rechts und Links wird verwechselt.*
- *Der Kreis wird im Uhrzeigersinn gezeichnet.*

*(Kleinkinder zeichnen einen Kreis im Uhrzeigersinn. Mit etwa 6 Jahren, wenn sie schulreif werden, beginnen sie plötzlich von selbst, entgegen dem Uhrzeigersinn zu malen. Das ist für den Schreibfluss und das Erkennen und Auseinanderhalten verschiedener Buchstaben sehr wichtig.)*

# KAPITEL 8

Säuglings, die ersten einseitigen Krabbelversuche, dann das überkreuzte (Cross Crawl) Krabbeln, bis hin zum Aufrichten und Gehen.

In jeder dieser Bewegungsphasen werden neue Hirnverschaltungen hergestellt. Fünfzehn Millionen Nervenzellen mit einer zehntausendfachen Zahl von Querverbindungen (Schaltstellen) bilden das Steuersystem unseres Körpers. Ein Teil dieser Verknüpfungen ist schon vor der Geburt angelegt. Ein großer Teil wird in den ersten Lebensmonaten gebildet. Die Zellen wachsen, je nach der vorhandenen Umwelt, anders. Je mehr Erfahrungen und Eindrücke der Mensch in den ersten Lebensjahren sammelt, desto mehr Verknüpfungen entstehen. Dadurch ist er fähig zu komplizierten Gedankenverbindungen. Wer viel erlebt, dem fällt mehr ein.

Je mehr körperliche Funktionen ausgeübt werden, beim Baby sind das alle oben genannten Bewegungen, desto besser wird sich das Gehirn entwickeln. Ebenso ist es mit äußerlichen Reizen: körperlicher Kontakt, Zuwendung, Sprechen, Farben, Licht, Klänge usw. Die neurologische Entwicklung funktioniert umso besser, je mehr Stimuli vorhanden sind. So wird es ein Kind, mit dem im Kleinkindalter viel gesprochen wird, leichter haben, sich auszudrücken, als ein Kind, das in einer kontaktarmen Umgebung aufwächst. Am traurigen Beispiel des Kaspar Hauser kann man am deutlichsten sehen, wie sich ein Mensch entwickelt, der keinen äußeren Reizen ausgesetzt ist. Er bleibt auf der Stufe des Kleinkinds stehen.

Übrigens, die Zahl der einwirkenden Reize muss für das Kind verkraftbar sein. Dies zeigt sich in einem ruhigen Schlaf. Fernsehen sollte im Baby- und Kleinkindalter Tabu sein. Es führt in aller Regel zu einer Reizüberflutung, das Nervensystem wird überfordert.

Es ist also wichtig, dass der Mensch alle Bewegungsstufen durchlebt. Vor allem die Krabbelphase ist hier von großer Bedeutung. In dieser Zeit wird die

**Bewegung ist das Tor zum Lernen.**

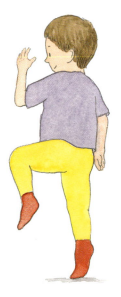
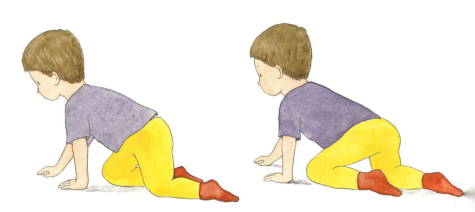

# ERFOLGREICHER UND WIRKSAMER LERNEN

Verbindung der Hirnhälften durch das Corpus Callosum aktiviert. Wichtig ist also, dass Ihr Baby krabbelt. Oft wird das Kind aus hygienischen Gründen durch überängstliche Mütter am Krabbeln gehindert. Oder es ist der Ehrgeiz der Mütter (oder auch der größeren Schwestern), das Kind zu früh auf die Beinchen zu stellen und zu führen. Oder das Kind wird in die Baby-Hopse gehängt. Sehr schnell ist dann diese Phase vorüber und das Kind geht übergangslos zum Laufen über. Bei vielen lernschwachen oder legasthenischen Kindern wurde festgestellt, dass sie die Krabbelphase nicht oder nicht genügend durchgemacht haben.

## Das Überqueren der Mittellinie

Flüssiges Lesen und Schreiben ist nur bei Nutzung beider Hirnhälften möglich. Beim Lesen oder Schreiben beginnt man auf der linken Seite des Blattes, hauptsächlich mit dem linken Gesichtsfeld des linken Auges. Das rechte Hirn ist in diesem Moment das dominierende. In der Mitte des Blattes kommt es zu einer Überlappung, die Informationen werden von beiden Augen und beiden Hirnhälften verarbeitet. Auf der rechten Seite des Blattes dominiert das rechte Auge und damit die linke Hirnhälfte.

Folgende Übungen sind bei Lese- und Schreibproblemen zu empfehlen:

### Gehirnknöpfe rubbeln

Die Massage der beiden Akupunkturpunkte unter dem Schlüsselbein haben wir schon als Stressabbaumethode kennen gelernt. Sie ist außerdem hilfreich bei Rechts-Links-Integrationsproblemen.

### Die liegende Acht

Auch die liegende Acht gehört zu den Grundübungen der Edu-Kinesthetik. Auch hier wird durch das Überqueren der Mittellinie eine bessere Zusammenarbeit der beiden Hirnhälften erreicht. Zusätzlich wird aber auch der Zugang zu bestimmten sensorischen Systemen ermöglicht.

Durch den Blick nach oben erhält man Zugang zu visuellen Informationen. Der Blick nach rechts oder links erleichtert das Auffinden von Gehörtem und der Blick nach unten hat mit körperlichen Erfahrungen und Gefühlen zu tun. Wenn Sie ein Kind aufmerksam beobachten, können Sie feststellen, dass es meist nach oben schaut, wenn es sich an etwas Gesehenes erinnern will.

Die liegende Acht ist durch die Augenbewegung in alle Richtungen besonders hilfreich zum Abrufen aller sensorischen Informationen.

# KAPITEL 8

**Und so geht die Übung:** Mit dem ausgestreckten Arm wird eine liegende Acht in die Luft gezeichnet. Wichtig ist dabei, dass die Acht in der Mitte nach links oben beginnt und die Form so hoch angesetzt ist, dass der obere Rand über der Augenhöhe ist. Die Augen sollen der Hand folgen. Zuerst wird mit der rechten, dann mit der linken und am Schluss mit beiden Armen gleichzeitig geübt.

Viele Kinder haben große Probleme, die Acht zu malen. Oder sie können sie zwar malen, sind aber nicht fähig, der Bewegung mit den Augen zu folgen. Dann ist es ratsam, anfangs die Acht auf einem großem Papier oder einer Tafel vorzuzeichnen, und das Kind malt die Form immer wieder nach. Auch hier wird die Acht mit jeder Hand einzeln, dann mit beiden Händen gleichzeitig oder wie auf der Abbildung mit beiden Händen in die entgegengesetzte Richtung gemalt.

### Der Elefant

Der Elefant ist eine Variante der liegenden Acht. Viele Kinder sind in der Hüfte blockiert. Diese Übung lockert den unteren Lendenwirbelbereich, koordiniert Ober- und Unterkörper und wirkt positiv auf Sehen, Hören und Bewegung.

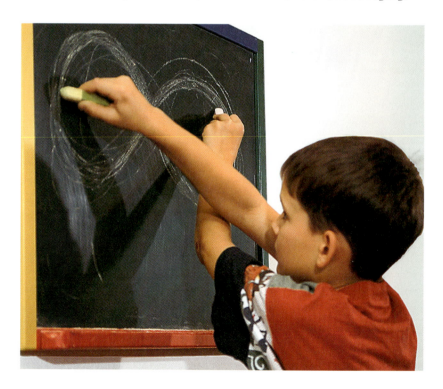

# ERFOLGREICHER UND WIRKSAMER LERNEN

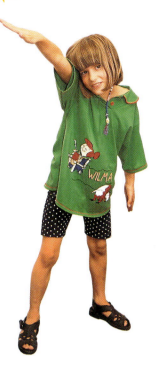

**So geht die Übung:** Der Elefanten-Achter wird nicht mit dem Arm, sondern mit dem ganzen Körper gezeichnet, die Bewegung kommt nur aus der Hüfte. Die Beine sind gegrätscht, der ausgestreckte Arm stellt den Rüssel dar und liegt am Kopf an. Die Augen schauen über die Hand hinaus in die Ferne. Natürlich wird auch der Elefant erst mit dem rechten, dann mit dem linken Arm gemacht (unser Elefant hat eben einen Wechselrüssel). Sie können Ihrem Kind bei dieser Übung helfen, indem Sie es von hinten umfassen und mit ihm zusammen die Bewegung ausführen.

## Stress mit Buchstaben

Für Kinder, die ständig »b« und »d« verwechseln, »3« anstatt »E« schreiben, gibt es zwei wunderbare Übungen:

### Die Alphabet-Acht

Jeder Buchstabe, der Probleme bereitet, kann über die Buchstaben-Acht wirkungsvoll gespeichert werden. Besonders bei Buchstabenverwechslungen ist dies eine effektvolle Übung. Der Schreibschwung und die Schreibfähigkeit wird verbessert.

**So wird's gemacht:** Malen Sie auf ein quer gelegtes DIN-A4-Blatt eine große liegende Acht. Wenn das Kind selbst die Acht vorzeichnet, achten Sie darauf, dass in der Mitte nach links oben begonnen wird. Jetzt wird die Acht mehrere Male nachgefahren, bis die Bewegung im Fluss ist. Aus dem Schwung heraus wird dann der Buchstabe integriert (siehe Seite 73). Dabei ist es hilfreich, wenn der Buchstabe laut ausgesprochen wird, um auch durch die auditive und kinesthetische Wahrnehmung den Buchstaben zu speichern.

Buchstaben, die mit einer Kreisbewegung beginnen, kommen in die linke Seite der Acht; Buchstaben mit Aufstrichen in die rechte Seite.

Die Erfahrung hat gezeigt, dass die Korrektur der Kleinbuchstaben genügt und sich auch auf die Großbuchstaben auswirkt.

### Buchstaben-Körperübungs-Folge

Das ist eine Übungsfolge, die die taktile, auditive, kinesthetische und geistige Integration verknüpft. Jede Folge wird dreimal wiederholt.

1. Das Kind steht aufrecht, die Beine sind gegrätscht. Die Fingerspitzen beider Hände berühren sich so, dass Daumen und Zeigefinger eine dreieckige Öffnung bilden. Jetzt wird, ähnlich wie beim Elefanten-Achter, der Buchstabe so groß wie möglich in die Luft gezeichnet. Die Hüfte macht die Bewegung mit.

> ### Integration von Buchstaben über die Körperwahrnehmung
>
> - Backen Sie gemeinsam mit Ihrem Kind Buchstaben aus Salzteig.
> - Schneiden Sie den Buchstaben aus Pergamentpapier aus und lassen Sie das Kind den Buchstaben mit den Fingerspitzen nachfahren.
> - Sammeln Sie mit Ihrem Kind Dinge, die mit dem Buchstaben beginnen, der gerade durchgenommen wird.
> - Essen Sie Dinge, die mit Buchstaben beginnen. Kochen Sie eine Buchstaben-Suppe.
> - Riechen Sie den Buchstaben, z.B. Zitrone, Zimt, Anis usw.

Während der Übung wird durch das Hand-Dreieck geschaut (möglichst gegen einen hellen Hintergrund).

**2.** Der »Stressbuchstabe« wird mit dem rechten Zeigefinger in die linke Handfläche des Kindes gemalt, danach umgekehrt.

**3.** Das Kind schließt die Augen und zeichnet den Buchstaben auf einer vorgestellten Tafel, möglichst in leuchtenden Farben.

## 2. GEBOT: GEFÜHLSMÄSSIG UND KÖRPERLICH EINSTIMMEN

Viele Kinder spüren so etwas wie einen Knödel im Magen und werden unruhig, wenn sie an Schule oder Hausaufgaben denken. Sie sind müde. Vielfach ist auch Angst im Spiel. Doch der Glaube versetzt Berge. Mit kinesiologischen Übungen können sich Kinder gefühlsmäßig einstimmen.

### Halten der Positiven Punkte (siehe Seite 31)

Hierdurch werden Stress und Spannungen abgebaut. Halten Sie Ihrem Kind diese Punkte leicht, ca. vier bis acht Atemzüge lang. Dabei kann Ihr Kind die Zeit nutzen, um sich in die Lernaufgabe hineinzuversetzen, sie zu planen.

### Cook-Energie-Übung (siehe Seite 58)

Mit dieser Übung können Sie sich energetisch und mental zentrieren. Auch Ihr Kind kann diese Übung machen, auf seinem Stuhl in der Schule oder am Haus-

# ERFOLGREICHER UND WIRKSAMER LERNEN

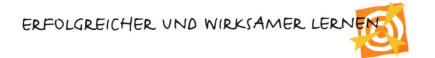

aufgabentisch sitzend. Ziel ist es, für Ihr Kind positive Emotionen zu fördern. Diese lösen dann weitere Erfolgsfaktoren aus.

## Mehr Selbstvertrauen durch positive Emotionen

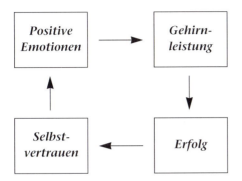

### Wasser trinken (siehe Seite 21)

Damit die Energie wieder fließen kann oder bei zu wenig Energie hilft das Wassertrinken.

Wir sollten viel öfter ein Glas Wasser trinken. Beim Hausaufgabenmachen sollte es auf dem Tisch stehen. Auch in der Schulpause sollte das Wassertrinken nicht vergessen werden.

Achten Sie aber darauf: keine süßen Getränke, z. B. Limonade, Cola oder andere »Energiedrinks« trinken.

### Gehirnknöpfe rubbeln (siehe Seite 56)

Um zu verhindern, dass Ihr Kind schon zu Beginn der Lernphase abgekämpft ist, z. B. nach einer Pause, sollte es die Gehirnknöpfe rubbeln.

### Überkreuzbewegungen (siehe Seite 23)

Diese Übung aktiviert und integriert alle Kräfte für das Lernen.

### Andere Übungen

Auch die Übungen Erd- und Raumknöpfe (siehe Seite 69) aktivieren den Körper und erleichtern den Einstieg ins Lernen.

KAPITEL 8

## 3. GEBOT: ENTSPANNEN UND SICH GEISTIG ZENTRIEREN

Es gibt eine Vielzahl von Entspannungsmethoden. Musik ist eine davon.

Nichts kann ein Kleinkind mehr beruhigen, als der leise Gesang seiner Mutter. Die Heilkräfte der Musik, das Entspannen, aber auch Aktivieren wurde in neuerer Zeit wissenschaftlich nachgewiesen. Entscheidend ist nur die Art von Musik.

Viele Kinder lieben eine beruhigende Musik. Eine solche Alpha-Musik kann Stimmungen und Verhaltensweisen verändern: zu mehr Entspannung und Konzentration. Viele Lehrer und Eltern haben festgestellt, dass Kinder bei entsprechender Alpha-Musik ihre Hausaufgaben schneller und mit weniger Fehlern absolvieren. Die Musik läuft während des Lernens.

### Alpha-Musik

Eine Musik, die im Gehirn einen Alpha-Zustand einleitet, d. h. eine bestimmte Frequenz bewirkt. Die Musikstücke entsprechen 60 bis 70 Takten pro Minute. Dazu gehören Werke aus dem Barock, aber auch andere Musikstücke.

Im folgenden finden Sie einige Beispiele für den Einsatz von Musik beim Lernen:

#### Musik zum Entspannen
**Johann Sebastian Bach:** Largo aus dem Flötenkonzert in G-moll nach BWV (Bach-Werkeverzeichnis) 1056, Bearbeitung für Flöte; Original: Cembalo
**Georg Friedrich Händel:** Alle langsamen Sätze aus Concerti grossi op. Nr. 1 bis 12 und Largo aus Konzert für Viola, Streicher und Basso continuo in G-Dur

#### Kraftvolle Musik zum Ablassen von Wut, Zorn und Ärger
**Ludwig van Beethoven:** Overtüre zu Egmont
**Richard Wagner:** Walkürenritt

#### Musik gegen Hyperaktivität
**Johann Sebastian Bach:** Air auf der G-Saite
**Wolfgang Amadeus Mozart:** Konzert für Flöte, Harfe und Orchester
**Antonio Vivaldi:** Flötenkonzerte und Konzerte für Violine, Streicher und Orchester, Nr. 22 – 25

# ERFOLGREICHER UND WIRKSAMER LERNEN

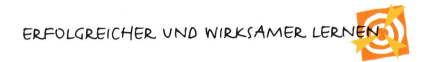

### Entspannung bringt fürs Lernen folgende Vorteile:
- Man kann sich besser konzentrieren.
- Man erreicht einen gewissen Grad der Gelassenheit.
- Man kann seine Leistungen verbessern.
- Man ist nicht mehr so empfindlich.

## Zentrieren für einen guten Lernstart

Dies kann auch durch andere kinesiologische Übungen geschehen. Hier einige Beispiele: Erdknöpfe (siehe Seite 69), Raumknöpfe (siehe Seite 69), Liegende Acht (siehe Seite 79), Nackenrolle (siehe Seite 66).

### Die Kobra

Das Kind liegt auf dem Bauch, die Arme sind vor der Brust angewinkelt und die Hände zeigen nach innen. Während des Einatmens werden zuerst der Kopf, dann der Hals, dann der Brustkorb angehoben. Beim Ausatmen erst die Brust, dann den Hals und zum Schluss den Kopf senken.

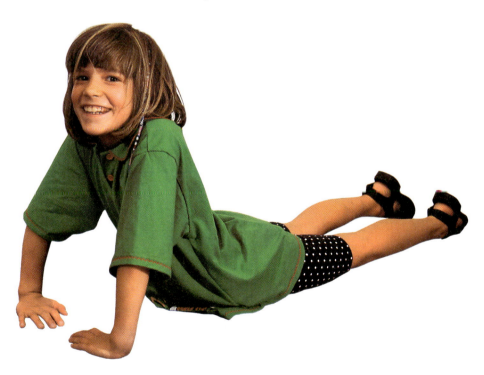

# KAPITEL 8

Diese Übung führt durch körperliche Aktivitäten zur Entspannung, zur geistigen Zentrierung und zur Erhöhung des Atemvolumens und damit zur besseren Sauerstoffversorgung – auch des Gehirns.

## 4. GEBOT: LERNBARRIEREN VERMEIDEN UND ABBAUEN

Es gibt eine Vielzahl von Lernbarrieren und Energiestörungen. Geht Ihr Kind am Morgen in die Schule, beginnt dieser Tag oft schon mit Hektik und Missstimmung: der tägliche Kampf um das Aufstehen, das Herumtrödeln, das Antreiben zur Pünktlichkeit, das Rennen zum Bus usw.

In der Schule gehen Druck, Tempo und Lustlosigkeit weiter – emotionale Lernbarrieren kommen hinzu.

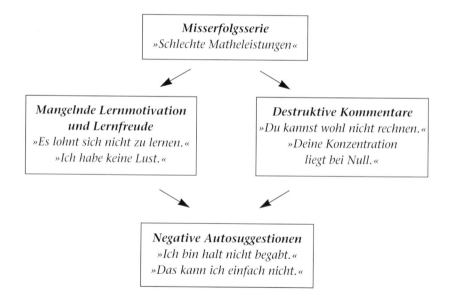

## Energetisch bietet sich ein Bild von folgenden Blockadefeldern:

### 1. Abgeschaltete Augenenergie

Durch viel Lesen, Abschreiben von der Tafel und den Basisstress kann das Kind keine Informationen mehr aufnehmen. Es ist blockiert. Obwohl es sich bemüht, unterlaufen ihm z. B. Abschreibefehler.

# ERFOLGREICHER UND WIRKSAMER LERNEN

Die folgenden kinesiologischen Übungen können z. B. helfen: Gehirnknöpfe (siehe Seite 56), Augen-Achter (siehe Seite 79), Überkreuzbewegungen (siehe Seite 23).

## 2. Abschalten der Ohrenenergie

Bei Stress kann das Kind nur noch zuhören. Die Verarbeitung der Information im Gehirn findet nicht mehr statt. Die Ohren sind auf »Durchzug gestellt«.

Folgende kinesiologischen Übungen können helfen: Elefant (siehe Seite 81), Überkreuzübungen, Radfahren (siehe Seite 23), Eule (siehe Seite 65), Längen der Armmuskeln (siehe Seite 66), Wadenpumpe (siehe Seite 39).

## 3. Abgeschaltete Gehirnhälften

Bei Lernabneigung oder Widerwillen gegen die Schule schaltet vorwiegend die rechte Gehirnhälfte ab. Es fehlt dann die Lust zum Lernen, z. B. für einzelne Aufgaben oder Fächer.

In diesem Fall eignen sich als »Anschalt- und Synchronisierungsübungen vor allem die Überkreuzübungen. Aber auch die Atemübung von Seite 28 hilft vielleicht, Blockaden zu lösen und Energie zuzuführen.

Grundsätzlich lässt sich sagen, dass die Lernenergie von zentraler Bedeutung für erfolgreiches Lernen und Arbeiten ist. Vermeiden Sie und auch Ihr Kind Stress, Anstrengung, Unlust, Frust, wenig Spaß, Zerstreuung, Sprunghaftigkeit.

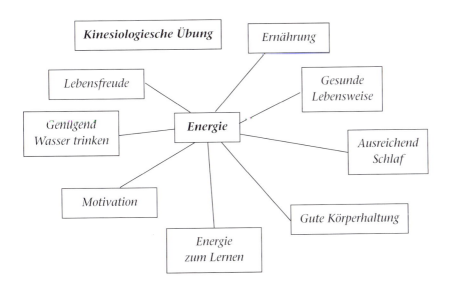

Achten Sie darauf, dass Ihr Kind genügend Wasser trinkt, ausreichend Bewegung hat, Freude am Lernen bekommt, genügend Schlaf hat und eine vitalstoffreiche Ernährung bekommt.

## 5. GEBOT: KONZENTRIEREN UND LERNFIT MACHEN

Sie kennen die Schwierigkeiten, die nicht nur Kinder haben, sich zu konzentrieren oder aufmerksam zu sein.

Konzentration hängt ab von Körper, Körperhaltung, Gesundheit, Ernährung, aber auch von unserem Denken, von der geistigen Fähigkeit, sich zu sammeln, alle Gedanken auf ein Ziel hin zu bewegen.

> »Wenn du sitzt, dann sitze nur. Wenn du stehst, dann stehe nur. Vor allen Dingen wackel nicht.«
> Altes chinesisches Sprichwort

### Auf die Körperhaltung kommt es an

Wenn Ihr Kind am Tisch arbeitet, achten Sie darauf, dass es die Füße fest auf dem Boden hat, aufrecht sitzt, sich leicht nach vorne beugt und sich auf das konzentriert, was vor ihm liegt. Auf nichts anderes. Es sollte sich nur mit einer Sache beschäftigen.

Entscheidend ist die Fähigkeit, sich geistig zu sammeln und das in Gedanken zu tun, was gerade die Lernaufgabe erfordert (geistige Fitness). Wenn es sich so zu konzentrieren lernt, hat es Ihr Kind beim Lernen leichter.

### Mentale Fitness

Bei diesen Übungen geht es um geistige Fitness des Lernenden, um die Förderung mentaler Schlüsselfähigkeiten wie Aufmerksamkeit und Konzentration, Kreativität, spielerisches Denken, geistige Flexibilität und Improvisation.

#### Stress abschütteln (Gemeinsam mit dem Kind)

Sie stehen aufrecht mit leicht gespreizten Beinen. Nun beginnen Sie, den ganzen Körper, besonders Arme und Beine, zu schütteln. Alle Belastungen, negativen Gedanken, Ärger und Sorgen dürfen abgeschüttelt werden. Mit kräftiger hörbarer Ausatmung unterstützen Sie das Ganze.

#### King Kong (Gemeinsam mit dem Kind)

Sie alle kennen den Riesenaffen King Kong aus dem gleichnamigen Film. Bei dieser Übung stehen Sie aufrecht mit leicht gespreizten Beinen, spannen alle

# ERFOLGREICHER UND WIRKSAMER LERNEN

Muskeln an und trommeln sich mit beiden Fäusten auf die Brust. Dazu stoßen Sie »Aah«- oder »Ooh«-Laute aus.

## Was wäre, wenn ...

Manchmal ist mein Denken beim Lernen festgefahren, mir will die Lösung gar nicht einfallen. Ich bin zu wenig kreativ. Dann eignen sich folgende Übungen:

Was wäre, wenn der Himmel immer dunkel gewesen wäre? Wie hätten sich die Menschen dann entwickelt? Körper, Gehörsinn, Sehvermögen, Gefühle u. a.? Welche Bedeutung hätten Farben, z. B. in Mode, Werbung u. a.?

Was wäre, wenn wir uns länger konzentrieren könnten? Wenn wir uns z. B. eine Stunde voll konzentrieren könnten, was wäre dann mit unserer Lernleistung, mit Werbespots im Fernsehen, mit der Versorgung mit Vitaminen und anderen Nahrungsmitteln? Würden wir uns dann mit langweiligen Menschen unterhalten wollen?

## Kinesiologische Übung zur Konzentrationsförderung

Wasser trinken (siehe Seite 21), Raumknöpfe (siehe Seite 69), Denkmütze (siehe Seite 69), Liegende Acht (siehe Seite 79), Überkreuzübungen (siehe Seite 23), Eule (siehe Seite 65).

Wir sehen also auch hier: Übung macht den Meister. Ohne Training keine Konzentration und geistige Fitness.

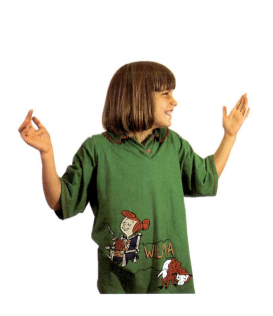
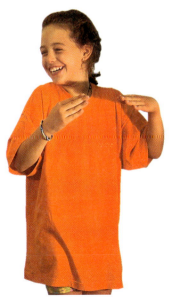

# KAPITEL 8

> **Ursachen für Vergesslichkeit:**
>
> **Körperliche Ursachen**
> - Krankheiten
>   z. B. Kopfschmerzen,
>   Migräne,
>   Niedriger Blutdruck
> - Bewegungsmangel
> - Schlechte Luft,
>   Sauerstoffmangel
> - Falsche Ernährung,
>   Vitaminmangel
>
> **Psychische Ursachen**
> - Emotionale Belastung
> - Stress, Hetze
> - Konflikte
> - Angst
> - Lärm, Überreizung
>   z. B. durch Fernsehen
> - Aggressivität
>
> **Geistige Ursachen**
> - Denkblockaden
> - Zerstreutheit
> - fehlende Konzentration
>   bzw. fehlendes geistiges
>   Training (Gehirn-Trimming)

## 6. GEBOT: BESSER BEHALTEN, SEIN GEDÄCHTNIS TRAINIEREN

Vergesslichkeit kann vielerlei Ursachen haben – sie können im Körperlichen, im Psychischen, aber auch im Geistigen liegen.

Hier einige Beispiele für Kinder:

### Wege zu einem besseren Gedächtnis

Jeder weiß, dass Bewegung gut ist, auch für ein gutes Gedächtnis. Das Gehirn wird dadurch besser mit Sauerstoff versorgt und Stresshormone werden abgebaut. Deshalb eignen sich auch viele kinesiologische Übungen sehr gut für ein besseres Gedächtnis.

Es gibt zahlreiche Wege, sich etwas besser einprägen zu können, zu behalten.

#### ▶ Nehmen Sie nicht zu viele Eindrücke auf

Konzentrieren Sie sich auf das, was Sie im Augenblick tun, behalten wollen.

# ERFOLGREICHER UND WIRKSAMER LERNEN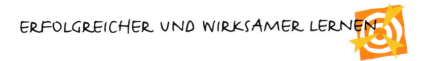

### Im entspannten Zustand behält man besser
Gedächtnistraining bedeutet auch Entspannungstraining. Ein gehetztes Kind ist zerstreut und unkonzentriert.

### Mein Behalt- und Lerntyp ist wichtig
Voraussetzung dafür, dass ich etwas behalte, es sich im Gedächtnis festsetzt, ist richtiges Lernen. Ob ich wirkungsvoll lerne und gut behalte, hängt unter anderem davon ab, welche Sinnesorgane ich beim Lernen und Behalten bevorzuge.

Man unterscheidet: **Visueller Lerntyp:** Lernt vorwiegend durch Sehen. **Auditiver Lerntyp:** Zuhören steht im Vordergrund. **Motorischer Lerntyp:** Lernt vorwiegend durch Tun.

## Visuelles Gedächtnistraining

In der heutigen Zeit entwickeln wir uns zunehmend zu Seh-Typen, d. h. Visualisieren, Bildhaftes, Anschauliches ist für das Behalten wichtig. Wenn sich also Ihr Kind die zu lernenden Informationen bildlich vorstellt und fantasievoll ausmalt, verbessert das den Behaltewert.

Von den gespeicherten, d. h. behaltenen Informationen haben wir durchschnittlich aufgenommen:
- 75 % über Eingangskanal Sehen, Lesen
- 13 % durch Hören
- 6 % durch Fühlen (Tasten)
- 3 % durch Riechen
- 3 % durch Schmecken

Wie wichtig die Vorstellungsfähigkeit, das Konstruieren von Bildern ist, zeigt folgende bekannte Übung (V. Birkenbihl):

### Übung: Einbein und Zweibein
Lesen Sie folgenden Satz Ihrem Kind zum Auswendiglernen vor. Wie schnell ging das? Wie oft mussten Sie den Satz wiederholen?

*Ein Zweibein sitzt auf einem Dreibein*
*und isst ein Einbein.*
*Da kommt ein Vierbein und nimmt dem Zweibein*
*das Einbein weg. Da nimmt das Zweibein*
*das Dreibein und schlägt das Vierbein.*

# KAPITEL 8

Wenn Ihr Kind den Satz sehr schnell gelernt hat, dann hat es sich sicher während des Lesens Bilder zum Text gemacht. Birkenbihl schlägt z. B. folgendes vor: Ein Mensch (Zweibein) sitzt auf einem Schemel (Dreibein) und isst ein Hühnchenbein (Einbein). Dann kommt ein Hund (Vierbein) usw.

Ihr Kind hat also beide Gehirnhälften optimal eingesetzt, vor allem sich eine Vorstellung von dem gelesenen Text gemacht.

Es besitzt die Fähigkeit, zu visualisieren. Viele Menschen können sich so schnell kein Bild zum Text machen. Auch das will geübt sein.

## Motorisches Gedächtnistraining

Wichtig ist aber auch die Körperbewegung (motorisches Verhalten). Dabei helfen kinesiologische und vor allem Brain-Gym-Übungen weiter.

## Brain Gym – Gymnastik für besseres Behalten

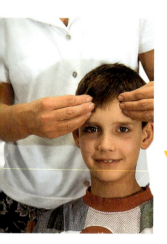

Aus der Vielzahl der Übungen können folgende besonders die Gedächtnisleistung verbessern:

### Überkreuzübungen (siehe Seite 23)
Hiermit können Sie beide Gehirnhälften in den Dienst des Behaltens, des Gedächtnisvorganges, stellen.

### Positive Punkte halten (siehe Seite 31)
Damit lassen sich Gedächtnisblockaden abbauen (»wie hieß das noch – ich habe es doch gelernt«).

Aber auch das Aufnehmen, z. B. von Informationen, wird gefördert, weil Sie entspannt besser behalten können.

### Elefant (siehe Seite 81)
Verspannungen, vor allem der Nackenmuskulatur, werden verringert. Dadurch können Sie besser das zu Behaltende aufnehmen. Das Gedächtnis wird gestärkt.

### Nackenrolle gegen geistige Müdigkeit (siehe Seite 66)
Wenn Sie wieder geistig rege sind, können Sie sich auch viel besser etwas merken.

# ERFOLGREICHER UND WIRKSAMER LERNEN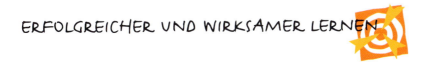

## 7. GEBOT: PAUSEN BRINGEN NEUE ENERGIEN

Pausen sind besonders wichtig für die Regeneration, das Lernen und Behalten. Ihr Kind könnte die Pause nutzen, um die genannten Übungen zu machen. Denken Sie daran: Etwa 20 % der gesamten Lernzeit sollten für Pausen verwandt werden.

## 8. GEBOT: VITALSTOFFREICHE ERNÄHRUNG FÖRDERT LERNEN UND BEHALTEN

Wie Sie bereits gelesen haben, spielt die Ernährung eine große Rolle, auch für Lernen und Behalten.

Testen Sie aus, welche Nahrungsmittel Ihr Kind stärken. In der Regel gilt für ein erfolgreiches Lernen und Behalten eine stärkende Ernährung: arm an Zucker (Süßigkeiten, Schokolade, Limonade, Cola); arm an Weißmehl, statt dessen 100 % Vollkornbrot; arm an tierischen Fetten; reich an Obst, Gemüse und Salaten; viel Mineralwasser; abwechslungs- und ballaststoffreiche Kost.

# ANHANG

## LITERATURVERZEICHNIS

**Ballinger, Erich:** Lerngymnastik für Kinder, Droemer Knaur, München 1995

**Buchner, Christina:** Neues Lesen – neues Lernen, Martin, Südergellersen 1991

**Decker, Franz:**
— Mind Fitness, Martin, Südergellersen 1992
— Energie-Balance, Haug, Heidelberg 1996
— Mind Coach, Ravensburger Buchverlag, Ravensburg 1997
— Die neuen Methoden des Lernens und der Veränderung, Lexika, München, 2. Aufl. 1996

**Dennison, Gail E. und Paul E.:**
— Das Handbuch der Edu-Kinestetik, VAK, Freiburg, 12. überarb. Aufl. 1996
— Brain Gym, VAK, Freiburg, 8. Aufl. 1996

**Dennison, Gail E. und Paul E. / Teplitz, Jerry V.:** Brain Gym fürs Büro, VAK, Freiburg 1996

**Diamond, John:** Der Körper lügt nicht, VAK, Freiburg, 12. Aufl. 1995

**Holdway, Ann:** Kinesiologie, Aurum, Braunschweig 1996

**Klammroth, Friedrich:** Unkonzentriert, Aggressiv, Überaktiv. Ein Problem der Erziehung oder der Ernährung?, Zwanziger, Stuhr 1994

**Lesch, Matthias / Förder, Gabriele:** Kinesiologie, Gräfe und Unzer, München 1994

**Meyenburg, Claudia (Hrsg.):** Die Sache mit dem X. Brain-Gym in der Schule, VAK, Freiburg 1994

**Rochlitz, Steven:** Die fehlende Dimension: Energiebalance, Droemer Knaur, München 1989

**Rydl, Do-Ri:** Edu-Kinestetik, Selbstverlag, Berlin 1990

**Silva, Kim da / Rydl, Do-Ri:**
— Energie durch Bewegung, Droemer Knaur, München 1995
— Kreativ lernen, KeRLE, Wien 1996

**Topping, Wayne W.:** Stress Release, VAK, Freiburg 1991

**Tumpold, Ernst / Gradl, Herbert:** Tips für helle Köpfchen, Breitschopf, Wien 1995

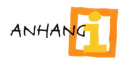

# ADRESSEN, DIE WEITERHELFEN

**In Deutschland:**

**Deutsche Gesellschaft für angewandte Kinesiologie (DGAK)**
Zasiustraße 67
79102 Freiburg im Breisgau

Dort erhalten Sie auch Adressen von kinesiologisch ausgebildeten Therapeuten.

Das Institut für angewandte Kinesiologie (gleiche Adresse) veranstaltet Ausbildungskurse.

**Institut für angewandte Kinesiologie und Naturheilkunde**
Brigitte Bäcker
Allmandweg 3
88709 Meersburg
Tel.: 0 75 32/95 28
Fax: 0 75 32/4 71 48

Das Institut bietet Therapie und Ausbildung an.

**Institut für MindConcept® und geistige Fitness**
Ausbildung, Beratung, Management
Prof. Dr. Franz Decker
Karl-Erb-Ring 112
88213 Ravensburg
Tel.: 07 51/9 42 91
Fax: 07 51/9 66 12

**In der Schweiz:**

**Institut für Kinesiologie**
Josefstraße 53
CH–8005 Zürich
Tel. 0041/1/27 24 51 5
Fax 0041/1/28 31 54 5

**In Österreich:**

**Linzer Institut für angewandte Kinesiologie**
Zehetlandweg 43
A–4060 Leonding
Tel. 0043/732/68 04 70

# REGISTER

Allergie 48, 50
Alphabet-Acht 81
Ängste 72
Armaktivierung 66
Augen-Energie 86
Augen-Koordination 39
Ausgleichsübung 32

Balance 27, 29
Balance-Punkte 21
Beckenschaukel 39
Beweglichkeit 33
Bewegung 18
Bewegungsphase 78
Bewegungsübung 32
Black-Out 56
Blockaden 29, 59 f.
Buchstaben-Körperübung 81
Buchstaben-Stress 81

Candida 47
Cook-Energie-Übung 58, 83
Cranio-Sacral-System 38

Darmpilze 47
Dehnübung 28
Deltamuskel 13
Denkmütze 59

Edu-Kinesthetik 10 f., 75
Einschaltübung 14
Elefant 81, 92
Emotionaler Stress 27, 31, 55, 58
Energetisieren 71
Energiebalance 29
Energieblockade 12 f., 20
Energieflussstörung 18
Energiegähnen 70
Entspannung 26, 84

Erden 38, 66
Erdpunkte 69
Ernährung 42, 49
Eule 65

Fantasiereise 72
Fitness 33, 36, 64 f.
Fußpumpe 39

Gang-Koordination 37
Gefühle 52, 61
Gehirnknöpfe 56, 79, 83
Gehirn-Mobilisierung 11
Geistige Powerübung 68
Geistige Zentrierung 84

Haltung 33, 34, 88
Hand-Koordination 39
Herz-Integrationsübung 33
Hirnhälften 75 f., 87
Hirnintegration 23, 77
Hirn-Körper-Koordination 33, 38
Hyperaktivität 43, 45

Immunsystem 48

Kampf-Flucht-Reflex 55
King Kong 88
Kobra 85
Konzentrationsübung 89
Koordination 14 f.
Körperaktivierung 20

Lebensenergie 18, 20
Lern- und Behalthilfen 74
Liegende Acht 79

Motorische Gedächtnisübung 91
Musik 84
Muskelbewegung 32

Muskel-Reaktion 13
Muskeltest 11 f.
Muskeltonus 33
Nackenrollen 66, 92
Nahrungsmittel-Test 51

Nilpferd 68

Ohrenenergie 87

Pausen 21, 27
Positive Punkte 31, 58, 82, 92

Raumpunkte 69
Reflexzonen 30
Rubbelübung gegen Switching 14

Sitzen, richtiges 40
Stoffwechselpunkte klopfen 46
Stress 26, 28, 30, 55, 76, 88
Switching 14

Thymus 21 f.
Tools of the Trade 60

Überforderung 26
Überkreuzbewegung 23, 92
Übersäuerung 46
Unterzucker 43 ff.

Vergesslichkeit 89
Verhaltensmuster 61
Visuelles Gedächtnis 90

Wadenpumpe 39
Wasser 21, 50, 83

Zauberpunkte 71
Zucker 43 f.